阅读成就思想……

Read to Achieve

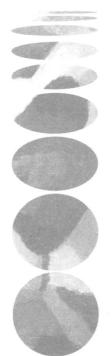

Deliberate
Practice in
Emotion-Focused
Therapy

情绪聚焦疗法的刻意练习

[美] 朗达·N. 戈德曼（Rhonda N. Goldman）

[葡] 亚历山大·瓦斯（Alexandre Vaz）　　◎ 著

[美] 托尼·罗斯莫尼尔(Tony Rousmaniere)

林秀彬 闫玉朋 朱元宸 ◎ 译

中国人民大学出版社
· 北京 ·

图书在版编目（CIP）数据

情绪聚焦疗法的刻意练习 /（美）朗达·N. 戈德曼
(Rhonda N. Goldman)，（葡）亚历山大·瓦斯
(Alexandre Vaz)，（美）托尼·罗斯莫尼尔
(Tony Rousmaniere) 著；林秀彬，闫玉朋，朱元宸译
. -- 北京：中国人民大学出版社，2023.5
书名原文：Deliberate Practice in Emotion-
Focused Therapy
ISBN 978-7-300-31583-6

Ⅰ．①情… Ⅱ．①朗… ②亚… ③托… ④林… ⑤闫
… ⑥朱… Ⅲ．①精神疗法 Ⅳ．①R749.055

中国国家版本馆CIP数据核字(2023)第056558号

情绪聚焦疗法的刻意练习

［美］朗达·N. 戈德曼（Rhonda N.Goldman）

［葡］亚历山大·瓦斯（Alexandre Vaz）　　　　著

［美］托尼·罗斯莫尼尔（Tony Rousmaniere）

林秀彬　闫玉朋　朱元宸　译

QINGXU JUJIAO LIAOFA DE KEYI LIANXI

出版发行	中国人民大学出版社	
社　　址	北京中关村大街 31 号	**邮政编码**　100080
电　　话	010-62511242（总编室）	010-62511770（质管部）
	010-82501766（邮购部）	010-62514148（门市部）
	010-62515195（发行公司）	010-62515275（盗版举报）
网　　址	http：//www.crup.com.cn	
经　　销	新华书店	
印　　刷	天津中印联印务有限公司	
开　　本	890mm×1240mm　1/32	**版　次**　2023 年 5 月第 1 版
印　　张	8　插页1	**印　次**　2024 年 9 月第 3 次印刷
字　　数	160 000	**定　价**　69.00 元

东方明见心理咨询系列图书编委会成员

（按照姓氏拼音顺序排名）

东方明见心理咨询系列图书总序

江光荣

华中师范大学二级教授

湖北东方明见心理健康研究所理事长

中国心理学会评定心理学家（第二批）

我国的心理健康服务正迎来一个大发展的时期。2016 年国家 22 部委联合发布的《关于加强心理健康服务的指导意见》规划了一个心理健康服务人人可及、全面覆盖的发展目标。大事业需要大队伍来做，而且还得是一支专业队伍。但目前我们面临的挑战是，这支队伍"人不够多，枪不够快"。推进以专业化为焦点的队伍建设是当前和今后一段时间我国心理健康服务事业发展的关键工程。

湖北东方明见心理健康研究所（以下简称东方明见）作为心理健康领域的一家专业机构，能够为推进心理咨询与治疗的专业化做点什么呢？我们想到了策划出版心理健康、心理服务领域的专业图书。2017 年 4 月在武汉召开"督导与伦理：心理咨询与治疗的专业化"学术会议期间，一批国内外专家就这个想法进行了简短的讨论，大家很快就达成了共识：组成一个编委会，聚焦于心理咨询与治疗的学术和实务领域，精选或主编一些对提升我国心理健康服务专业化水平有价值的著作，找一家有共同理想的出版机构把它们做出来。

之所以想策划图书，是觉得我们具有某种优势，能在我们熟悉的领域挑选出一些好书来。我们熟悉的领域自然就是心理学，尤其是心理咨询与治疗。我们的优势是什么呢？一是人，我们自己就是在心理学领域深耕多年的人，我们认识这个领域很多从事研究、教学以及实务工作的国内外专家学者，而且要认识新人也容易。二是懂，我们对这个领域中的学问和实务，对学问和实务中的问题，比一般出版人懂得多一些。有了这两点，我们就比较容易解决出书中的"供给侧"问题。至于"需求侧"，虽然我们懂的没有"供给侧"那么好，但也还算心中有数。尤其是我们编委会中的多位成员也是中国心理学会临床心理学注册工作委员会的成员，这些年他们跟政府主管部门、行业人士、高校师生以及社会大众多有互动，对中国心理学应用领域的需求、心理服务行业发展热点问题，对新一代心理学人的学习需求，都有一定的了解。

我们的想法是，不求多，也不追求印数，但专业上必须过关，内容求新求精，同时适合我国心理健康服务行业的发展阶段，以积年之功，慢慢积累出一定规模。

另外，还要感谢东方明见心理咨询系列图书编委会的诸君，我们是一群多年相交、相识、相爱的心理学人，我们大家对出版这个书系的想法一拍即合，都愿意来冒失一回。

感谢美国心理学会心理治疗发展学会（SAP，APA 第 29 分会）和国际华人心理与援助专业协会（ACHPPI），这两个东方明见的合作伙伴对这项出版计划给予了慷慨的支持，使我们有底气做这件相当有挑战性的事情。

感谢中国人民大学出版社阅想时代愿意和我们一道，为推进我国心理咨询与治疗事业贡献自己的力量。

推荐序一

陈玉英

中国首位国际 EFT 学会认证培训师

EFT 国际认证中国区负责人

每两年,世界各地的情绪聚焦疗法(emotion-focused therapy,EFT)培训师与督导们会跟创始人聚在一起,检讨并分享如何把 EFT 有效传授给各地资深治疗师和研究所刚毕业的心理健康专业人员。我经常听到的感叹是,当初莱斯利·S. 格林伯格(Leslie S. Greenberg)发展 EFT 的时候,是站在人本学派的卡尔·罗杰斯(Carl Rogers)和格式塔学派的弗雷德里克·S. 皮尔斯(Friedrich S.Perls)两位前辈的肩膀上的。在一个大家都懂得共情与体验性疗法的时代,工程师出身的莱斯利·S. 格林伯格想要更清晰地辨别心理治疗过程中什么最关键、何时做何事。所以,他所传授的 EFT 培训课程以辨认"标记"(marker)和进行"任务"(task)为主;同时,在过程中唤起来访者的情绪、深化情绪并转化情绪,当时完全不需要训练治疗师的共情能力。然而,随着理性主义思潮和认知行为疗法(CBT)的盛行,如今参加 EFT 培训的治疗师们最缺乏的似乎是与来访者共情同调以及治疗性在场的能力。而在 EFT 的正式培

训中，实在没有时间从头教起，培养治疗师的共情与在场能力，因为
这些都是治疗师的内在品质与存在状态，属于"内功"，而内功的增
进是需要时间修炼的。

本书作者之一的朗达·N.戈德曼是莱斯利·S.格林伯格的嫡传
弟子，从硕士课程开始就专攻 EFT。她经常跟我们分享她读硕的第一
年，导师对她的要求是咨询过程中不许问问题，只能够使用共情的回
应。她就老老实实操练了一年的共情同调与治疗性在场，然后才开始
学习 EFT 的其他任务。在扎实的基本功训练下，朗达·N.戈德曼的
EFT 治疗风格特别细致，督导中也特别强调各种共情的回应。各地培
训师都很希望大师们能够编辑一套教材，把 EFT 各种不同的共情技
巧加以区别，化为可操作的、体验性的练习，让学员们能够掌握"内
功秘籍"，后续工作中的各种任务才不致沦为花拳绣腿。

随着"刻意练习"这个概念的推广，我们非常兴奋地看见《情绪
聚焦疗法的刻意练习》诞生了！对咨询师/治疗师来说，阅读本书不
但可以一窥 EFT"内功"之究竟，而且可以通过书中的练习，加以
操练，既可以提升自我的身体与情绪的觉察力，又可以改善对他人的
面部表情、肢体语言和声音变化的感知力，最终能够使用自己的"全
人"成为一个共鸣箱——与来访者的情感和身体共振的"器皿"。对
学习 EFT 的学员来说，他们终于等到了这本打通"任督二脉"的基
本功操练手册。在理论讲述、专家视频观摩、自身体验与练习之后，
有一个让大家可以不间断刻意修炼"内功"的手册，EFT 的各种"拳
法"（任务）才能够发挥力道。

本书的练习分为初级、中级、高级三部分。初级部分始于治疗师
的自我觉察、对共情的理解、对共情的肯定与认可以及探索式提问，
原则上这些练习适合所有人；中级和高级部分的练习则适合有一些

EFT 基础的读者。如果没有接受过任何体验式疗法的训练，一般人就是练习初级技巧也会有点困难。所以，在 EFT 的初阶培训中，我们通常会先用两天的时间，帮助学员觉察自己感知觉的各个通道，包括用视觉通道观察喜、怒、哀、惧、羞耻、厌恶六种情绪的面部表情、身体能量特征与呼吸频率的变化，用听觉通道倾听不同的语音、语调与语速所传达的情绪唤起程度，用身体通道去与来访者的内在体感共鸣。同时，也会练习轮流用不同的通道去与来访者的体验同频共振，超越我们平时只关注故事内容的习惯。这是关注历程胜过内容的启蒙训练。在经过这样的训练之后，再来使用本书，会起到事半功倍之效。我常把有关 EFT 的书籍比喻成游泳训练手册。如果没有下过水，体验一下在水里的感觉，并让教练解说一下基本动作要点，只读训练手册是很难学会游泳的。然而，下过水之后，又知道训练的重点了，这时候，练习频率与有效的督导就成为区别功力高下的主要因素了。

盼望本书的中文版能为华人世界的咨询师 / 治疗师们开启一扇修炼"咨询内功"之门，不论你专精的是什么学派，都能够因此书而增强你与来访者建立关系的内功，让共情同调与治疗性在场成为你的自然存在状态，让咨询师 / 治疗师这个人（而非技术）成为来访者最大的福祉！

推荐序二

谢东博士

美国路易斯安那理工大学心理学与行为科学系

如果我告诉你，篮球队员只是在理论层面上了解了进攻防守的战术和各种技术的要领就去参加篮球比赛，提琴师只是在理论层面上了解了乐理知识和提琴演奏技巧就去开演奏会，你一定会觉得匪夷所思。但如果我告诉你，心理咨询师/治疗师在掌握了某种理论，了解了在这种理论下的技术要领就去开始接待来访者，你一定觉得这是再正常不过的事情了，因为这就是延续了近一个世纪的心理咨询师/治疗师受训的传统模式。篮球运动员不会用比赛来代替针对体能和各种技战术的刻意训练，提琴师也不会用演奏会代替对演奏技巧的反复刻意练习，但心理咨询师/治疗师却通过和来访者的实际临床工作来提高自己的心理咨询技能。是不是发现这里有什么不对？拿来访者当练手来提高自己的咨询技能是不是对来访者也不公平？你也许会说，心理咨询是一个复杂的人际过程，不能简单地和体育运动或者乐器演奏做比较，体育运动或乐器演奏相对于复杂、深奥的人的心理还是过于简单了。

但是关于心理咨询实际效果的研究表明，心理咨询师/治疗师

对咨询疗效普遍存在着高估的现象。实际上，心理咨询仅使约 60%
的来访者临床获益，脱落率接近 50%，而有 5%~10% 的来访者经过
心理咨询后问题恶化，这些发现在不同的理论和流派上具有高度的一
致性。这是为什么呢？这是因为心理现象过于复杂、深奥，还是因为
我们对心理咨询师 / 治疗师的训练忽视了像在体育运动和音乐演奏中
对各个具体技能所进行的单独、重复的刻意练习呢？

　　心理咨询师 / 治疗师传统训练模式的一个特点就是长于教授理论，
但拙于练习技能。学生们通常知晓理论，却不知如何付诸实践。对看
似高深莫测的传统咨询理论的追求，让他们忽视了对各种咨询技能的
刻意练习。他们乐此不疲地参加一个个关于某咨询理论和流派的工作
坊，却很少花更多的时间单独、刻意地去练习在这些理论和流派下
的咨询技能；天真地以为，只要理论学到家，技能、经验自然会通过
和来访者的工作而积累，咨询效果也会随之提高。然而研究再一次打
脸：戈德堡（Goldberg）等人发表于 2016 年的一篇研究对 170 名心
理咨询师 / 治疗师从业半年到 18 年间他们心理咨询的实际效果进行
了追踪。结果发现，大多数咨询师 / 治疗师在咨询疗效上并未表现出
改善。实际上，这些咨询师 / 治疗师的平均疗效随着时间而出现了微
小而稳定的下降。

　　托尼·罗斯莫尼尔博士是美国的一位临床心理学家，在自己面对
来访者无法从咨询中获益、脱落甚至恶化时，深深地感到无力，而这
让他去反思心理咨询师 / 治疗师传统训练模式中的缺陷。通过他自己
的反思和实践，以及对大师级心理咨询师 / 治疗师（咨询疗效一直显
著高于平均水平）的访谈，他发现刻意练习可能正是心理咨询师 / 治
疗师传统训练模式所缺乏的。刻意练习，即针对某个具体咨询技能设
置不断递进的目标，在督导师的反馈下，在临床工作之外，单独进行

重复的练习，从而对这个技能产生肌肉记忆，达到技能的自动化，这是提高咨询技能和来访者咨询疗效的有效方法。虽然心理咨询理论和运动或音乐的理论不能相提并论，但通过刻意练习对某种技能的学习和掌握的道理是一样的。读书和参加咨询理论学习的工作坊都是在大脑层面的学习方式，虽然有助于提高知识储备和对知识和技能的理解，但对技能的掌握则需要通过体验式学习、使肌肉产生程序化的记忆来实现。

罗斯莫尼尔博士通过他的两部著作《心理治疗师的刻意练习》和《心理体能的刻意练习手册》将刻意练习引入到心理咨询师 / 治疗师的训练中，迅速引起共鸣和重视。美国心理学会陆续出版了"刻意练习精要系列丛书"，针对认知行为疗法、情绪聚焦疗法、心理动力疗法和多元文化心理咨询相关的咨询技能出版了相应的刻意练习手册。

本书《情绪聚焦疗法的刻意练习》就是这套系列丛书的一本。书中针对情绪聚焦疗法各项技能练习是在征求了这个疗法的创始人莱斯利·S. 格林伯格、珍妮·C. 沃森（Jeanne C. Watson）、罗伯特·艾略特（Robert Elliott），以及其他 EFT 治疗模型的著名训练者和研究者的反馈基础上制定的。这些技能涉及 EFT 初阶、中阶和高阶技能，都是受训者易于理解但在实际使用时容易出现脱节的技能。每个刻意练习中的材料也都由简单向困难水平过渡，帮助咨询师 / 治疗师克服在使用这些技能，特别是面对有挑战性的当事人时所面临的困难。这些练习也在全球多个培训机构经过了严格测试，并根据受训者和训练者的大量反馈进行了改进。

我作为《心理治疗师的刻意练习》和《心理体能的刻意练习手册》两本书中译本的审校者，能帮助把刻意练习这个重要的方法引入中国心理咨询师 / 治疗师的专业训练，深感欣慰。我从一名曾经接受过中美不同训练体系下训练的受训者，到一名在美国大学咨询心理学项目中的训练者，强烈感受到了心理咨询师 / 治疗师传统训练模式所面临的窘境，而这种重理论轻技能的倾向在中国心理咨询师 / 治疗师的训练中尤其明显。因此，将刻意练习应用引入中国咨询师与治疗师专业技能的训练与发展中也就尤为重要。

感谢东方明见的邀请，为《情绪聚焦疗法的刻意练习》中译本做推荐序，让我可以在这份重要的工作中继续尽一份力。我和东方明见合作多年，非常认同东方明见注重心理咨询师 / 治疗师基本技能训练的理念；也和本书的译者林秀彬博士有过数次合作，非常欣赏她和她的团队认真严谨、精益求精的态度，这不仅是刻意练习的理念之一，也是这本书中译本翻译质量的保证。因此，我将《情绪聚焦疗法的刻意练习》这本书鼎力推荐给中国心理咨询师 / 治疗师以及正在接受心理咨询师 / 治疗师训练的受训者，相信这本书对你们掌握 EFT 核心技能具有不可或缺的作用。

虽然同北美和欧洲专业心理咨询师 / 治疗师的训练体系相比，中国专业心理咨询师 / 治疗师的训练在很多方面都存在着不足，但是在将刻意练习引入心理咨询师专业技能训练上，我们一点也不落后。在我参与的许多针对中国心理咨询师 / 治疗师的训练项目中，很多心理咨询师 / 治疗师对刻意练习都表现出浓厚的兴趣，这让我看到中国心理咨询师 / 治疗师从过度追求理论到重视技能发展的转变。这可能是中国心理咨询师 / 治疗师专业发展的一个重要契机，对此我深感欣慰和希望。也借此机会，对这些咨询师 / 治疗师表示感谢，因为你们是推动中国心理咨询师 / 治疗师培训事业沿着专业技能方向发展的重要力量！

系列前言

托尼·罗斯莫尼尔

亚历山大·瓦斯

我们很高兴向大家介绍"刻意练习精要系列丛书"。我们正在开发的这个系列，是想要满足我们在很多心理咨询训练中看到的一个特定需求。让我们举例说明这个需要到底是什么。

假设，有一名在学习上很刻苦的研究生二年级学生玛丽，她学了很多关于心理健康的理论、研究资料以及心理治疗的技术，研读了数十本教科书，撰写了与心理治疗相关的优秀论文，并在考试中获得了几乎满分的成绩。然而，当玛丽在实习机构与当事人坐在一起的时候，她没有办法使用那些曾被她写得清楚、说得明白的治疗技能。而且她还发现，当她的当事人有强烈的反应时，比如高度情绪化、绝望、对治疗持有疑虑，玛丽会变得焦虑。有些时候这种焦虑会强烈到让玛丽在关键时刻僵住，限制了她帮助当事人的能力。

在每周的个体督导和团体督导中，玛丽的督导师基于实证支持疗法和共同要素方法为她提供工作建议。除了建议之外，督导师经常带着玛丽做角色扮演，推荐额外的阅读材料，或拿她自己与当事人的工作做例子。玛丽也非常专注、努力，她给督导师看她的会谈录像，对挑战保持开放的态度，仔细地记下督导师的建议，并阅读了督导师推荐的材料。然而，当玛丽再一次跟当事人一起坐下来时，她经常发现她新学的知识似乎从脑海中消失了，她无法按督导师的建议行动。玛丽发现，在面对高度情绪唤起的当事人时，这个问题尤其严重。

玛丽的督导师接受过正规的督导师训练，使用了最佳的督导实践，也回看受督导者的咨询录像。他认为，玛丽的整体胜任力水平符合对她这个发展水平的受训者的期待。尽管玛丽的整体进步是正向的，但她在工作中也确实遇到了一些反复出现的问题。即使督导师确信他自己和玛丽已经识别出了玛丽应该在工作中做出的改变，但是反复出现的问题依旧存在。

事实上，这个情况的核心问题在于玛丽"对心理治疗的理解"与"能够稳妥地做心理治疗的能力"脱节了。玛丽和她的督导师正在努力解决这个问题，这也是本系列丛书重点想解决的地方。我们开发这个系列图书，是因为大多数治疗师都在某种程度上存在这种脱节，无论是初学者还是经验丰富的临床工作者。事实上，我们每个人都是玛丽。

为了解决这个问题，我们将本系列的重点放在刻意练习上。这是一种专门为提高在具有挑战性的工作环境中的复杂技能的训练方法（Rousmaniere，2016，2019；Rousmaniere et al.，2017）。刻意练习需要对特定技能进行体验性的、重复的训练，直到技能达到自动化。在心理治疗的刻意练习中，两名受训者轮番扮演当事人和治疗师，并接受督导师的指导。扮演治疗师的受训者对当事人的陈述做出回应，其中，当事人陈述的难度从初阶到中阶再到高阶，而治疗师的即兴回应反映了其基本的治疗技能。

为了编撰这些书，我们找到一系列主流治疗模型的著名训练者和研究者，提出了如下简单的要求：总结出你的治疗模型的 10~12 项基本技能，使用这些技能时，受训者时常面临认知层面的知识与执行能力之间的脱节。换句话说，受训者能够就这些技能写一篇不错的论文，但往往在执行时面临挑战，尤其是面对有挑战性的当事人时。然后，我们与作者合作，设计了专门的刻意练习活动，用于提高这些技能的表现，使整个治疗的回应变得更灵敏（Hatcher，2015；Stiles et al.，1998；Stiles & Horvath，2017）。最后，我们在全球多个机构与学员和训练者一起对这些练习项目进行了严格的测试，并根据大量的反馈加以改进。

本系列的每本书都侧重于特定的治疗模型，但读者会注意到，这些书中的大多数练习都涉及研究者发现的对当事人效果影响最大的共同要素变量和助长性人际技能，比如共情、语言流畅性、情绪表达、说服力和问题聚焦（e.g., Anderson et al.，2009；Norcross et al.，2019）。因此，每本书中的练习应该能帮助多种类型的当事人。尽管治疗师会使用特定的理论模型，但大多数治疗师都非常强调治疗关系一类的泛理论元素，其中许多元素都具有强有力的实证支持，包括这些元素与当事人改善的相关关系或就是当事人改善的机制（e.g., Norcross et al.，2019）。我们还注意到，各治疗模型都已经建立了具有丰富历史的训练项目，因此我们提出的刻意练习并不是要取代之前的训练项目，而是一种适应性强、跨理论的训练方法，可以整合到现有的训练项目中，以提升技能的保有时间，并确保基本的胜任力。

关于本书

　　本书是"刻意练习精要系列丛书"的第一本，是关于 EFT 的刻意练习。EFT 是一种人本 – 体验疗法，继承了丰富的心理治疗训练和督导传统（Greenberg & Goldman，1988，2019；Greenberg & Tomescu，2017）。EFT 的训练过程包括了理论学习、观摩专家实践、实操性体验式学习和过程督导。在体验式学习中，受训者既要扮演"当事人"，又要扮演"治疗师"。其中，扮演"当事人"意味着要在一定程度上就个人议题开展工作。受训者经常发现，体验的部分是特别有效的，因为这意味着自下而上、由内而外、用实操的方式切身体验了该疗法。在过程督导中，受训者识别出自己需要指导的概念或技能后，通过呈现自己的会谈录音或录像进行督导。督导师和受督导者合作，共同选择关键时刻，暂停录音或录像，询问受督导者感知到的对当事人的情感和意义，使得受督导者得以思考什么才是更好的回应。

　　刻意练习是为了补充这种丰富的训练传统而增加的新内容。练习本书中列出的技能，可以让受训者更便捷地掌握这些技能。理想情况下，刻意练习可以帮助治疗师将这些核心技能整合到他们的工具箱中，使他们能够根据当事人的情况自动地调用所需要的技能。本书所列出的技能都是基本技能，并不是 EFT 的全部技能。刻意练习也不是获得 EFT 技能的唯一办法。本书中介绍的回应类型，是对 EFT 中的重要的感知技能（perceptual skills）（Greenberg & Goldman，1988）的一个补充。优秀的 EFT 治疗师会兼顾二者，以提供实时、准确的共情反映（empathic reflection）或共情猜测（empathic conjectures），从而深化当事人的体验，走向情绪转化之路。愿你享受学习，享受这个过程！

感谢你选择了我们帮你提高心理治疗专业技能。现在，让我们开始练习吧！

目　录

第一部分　概览与说明

第 1 章　刻意练习和情绪聚焦疗法的介绍与概述

刻意练习活动概述　　*004*

本书的目标　　*006*

哪些人可以从本书中获益　　*007*

心理治疗训练中的刻意练习　　*008*

情绪聚焦疗法　　*013*

刻意练习中的 EFT 技能　　*017*

刻意练习在 EFT 训练中的角色　　*024*

训练共情性回应　　*026*

本书结构概览　　*028*

第 2 章　情绪聚焦疗法的刻意练习说明

总览　　*031*

时间框架　　*032*

准备　　*032*

训练者的角色　　*033*

如何练习　*033*

技术标准　*033*

反馈　*034*

最终的评估和讨论　*035*

第二部分　EFT 技术的刻意练习

第 3 章　练习 1：治疗师的自我觉察

准备　*039*

技术描述　*039*

练习 1 的特殊说明　*040*

自我觉察练习示例　*041*

第 4 章　练习 2：共情理解

准备　*047*

技术描述　*047*

治疗师共情理解示例　*048*

练习 2 的可选变体　*049*

治疗师回应示范：共情理解　*053*

第 5 章　练习 3：共情肯定与承认

准备　*055*

技术描述　*055*

治疗师使用共情肯定与承认的示例　*056*

练习 3 的可选变体　*057*

治疗师回应示范：共情肯定与承认　　061

第 6 章　练习 4：探索式提问

准备　063

技术描述　063

治疗师提出探索式问题的示例　063

练习 4 的可选变体　065

治疗师回应示例：探索式提问　068

第 7 章　练习 5：提供情绪聚焦疗法的原理

准备　071

技术描述　071

治疗师提供情绪聚焦疗法的治疗原理示例　072

治疗师回应示例：提供情绪聚焦疗法的原理　076

第 8 章　练习 6：共情探索

准备　081

技术描述　081

治疗师使用共情探索的示例　082

练习 6 的可选变体　083

治疗师回应示范：共情探索　087

第 9 章　练习 7：共情唤起

准备　089

技术描述　089

治疗师使用共情唤起的示例　090

练习 7 的可选变体　091

治疗师回应示范：共情唤起　094

第 10 章　练习 8：共情猜测

准备　097

技术描述　097

治疗师使用共情猜测的示例　098

练习 8 的可选变体　100

治疗师回应示范：共情猜测　103

第 11 章　练习 9：在强烈情绪情感下保持联结

准备　107

技术描述　107

关于练习 9 的注意事项　109

治疗师回应示范：在强烈情绪情感下保持联结　113

第 12 章　练习 10：自我表露

准备　117

技术描述　117

治疗师使用自我表露的示例　118

治疗师回应示范：自我表露　122

第 13 章　练习 11：标记识别与设置椅子工作

准备　125

技术描述　*125*

练习 11 的特别说明　*127*

回应示例：治疗师识别标记并开启任务设置　*128*

治疗师回应示范：标记的识别与设置椅子工作　*134*

第 14 章　练习 12：指出破裂与促进修复

准备　*141*

技术描述　*141*

治疗师修复同盟破裂的例子　*143*

治疗师回应示范：指出破裂与促进修复　*147*

第 15 章　练习 13：带注解的练习会谈逐字稿

指导　*151*

带注解的 EFT 逐字稿　*152*

第 16 章　练习 14：模拟会谈

模拟 EFT 会谈概述　*160*

准备　*160*

模拟 EFT 的过程　*160*

改变挑战的难度级别　*163*

模拟会谈中使用的当事人材料　*164*

第三部分　刻意练习的提升策略

第 17 章　如何充分利用刻意练习：给训练者和受训者的附加指引

充分利用刻意练习的六个要点　*173*

响应灵敏的治疗　*178*

注意受训者的福祉　*179*

尊重受训者的隐私　*180*

训练者自我评估　*181*

对受训者的指引　*185*

参考文献

附录 A　难度评估和调整

附录 B　区分不同的共情回应

附录 C　嵌入刻意练习的情绪聚焦疗法教学大纲示例

译者后记

概览与说明

在第一部分中，我们会简要地介绍刻意练习，包括如何将其整合到 EFT 的临床训练中，并给出如何进行刻意练习活动的说明（第二部分将介绍具体的刻意练习活动）。我们鼓励训练者和受训者在第一次进行刻意练习之前先阅读第 1 章和第 2 章。

第 1 章是本书的基础，介绍了刻意练习相关的重要概念及其在心理治疗训练和 EFT 训练中的作用。我们还会介绍不同类型的 EFT 技能，如关系与同盟建立的技能和技术性的过程诊断的技能。第二部分的刻意练习活动会涉及这些技能。

第 2 章就如何进行第二部分的 EFT 刻意练习活动给出了基本且重要的指导，旨在快速简明地为你提供足够的信息，而不至于给你过多的信息。第三部分的第 17 章提供了更深入的指导，我们推荐你在熟悉了第 2 章的基本说明后阅读。

第 1 章

刻意练习和情绪聚焦疗法的介绍与概述

作为一名年轻的研究生，我（朗达·N. 戈德曼）有幸得到莱斯利·S. 格林伯格和劳拉·诺斯·赖斯（Laura North Rice）的指导。莱斯利是劳拉的学生，劳拉是卡尔·罗杰斯（Carl Rogers）的学生。我很幸运地在加拿大约克大学（York University）接受了他们的训练和指导。我从莱斯利处学到了很多关于如何成为一名治疗师的知识，从劳拉处学到了很多关于共情回应的知识。通过这一传承，我也参与到过程督导（process supervision）的传统中，这对我学习EFT 具有开创性的意义。在过程督导中，我们会随着咨询过程的展开，细细地回顾治疗会谈的录音，选择关键时刻暂停，并思考什么样的回应更好。

我还清晰地记得跟劳拉·诺斯·赖斯一起听我的会谈录音的过程。就在我们坐在那里听的时候，劳拉会暂停录音（在我看来，像是随机地选择某个时间点），直截了当地问我当事人在那个时刻的感受或意思。我则会完全僵住，焦虑到大脑宕机。我知道她在等待一个答案，而我的困难在于，我不知道她要的答案是什么。在几秒钟（感觉就像几个小时）之后，她会告诉我答案。然后她会接着问我："有没有比录音里更好的共情回应？"我知道她期望我能给出一个精准的共情回应，但我依然僵在那里，完全不知所措。不管怎么说，我都在这种折磨中挺了过来，同样挺过来的还有我的当事人。后来，我终于成为一名优秀的 EFT 治疗师。随着时间的推移，我能够冷静下来并"听到"当事人的核心感受和意思。最后的最后，我终于也变得非常擅长在 EFT 中给出精准的共情回应。

尽管我当时得到的督导极其珍贵，但如果我的训练当中能够加入一些刻意练习，我想我可能会学得更快些。如果我练习了本书所介绍的各种共情回应，那么在治疗和督导中，我相信我应该能够冷静下来，并根据需要将这些技术从我的工具箱中拿出来。

本书旨在帮助学习者掌握 EFT 的基本技能。刻意练习是许多领域训练专业人士的方法，现在我们正在努力将这一方法应用于心理治疗训练中。EFT 是一种人本 – 体验疗法，它继承了丰富的心理治疗训练传统，非常强调体验式学习。而刻意练习是提升体验式训练的一种创新方式。通过不断、反复地练习，这些基本的 EFT 技能最终会变得得心应手。理论上说，刻意练习能让受训者有机会在真实治疗会谈中的恰当时刻，自发地使用这些技能。

刻意练习活动概述

本书的重点是第二部分中的 14 个练习活动，它们都经过了 EFT 的训练者和受训者的充分测试，并根据反馈做了修改。前 12 个练习活动分别代表了一项 EFT 基本技术，最后两个练习活动是综合练习，包括一个带注释的 EFT 逐字稿和即兴的模拟治疗会谈。这两个练习旨在让受训者有机会将所有技能整合到更广泛的临床场景中。表 1–1 列出了这 12 项基本技术。

表 1-1　　　刻意练习活动中呈现的 12 项 EFT 技术

初阶技术	中阶技术	高阶技术
1. 治疗师的自我觉察 2. 共情理解 3. 共情肯定与承认 4. 探索式提问	5. 提供情绪聚焦疗法的原理 6. 共情探索 7. 共情唤起 8. 共情猜测	9. 在强烈情绪情感下保持联结 10. 自我表露 11. 标记识别与设置椅子工作 12. 指出破裂与促进修复

在整个练习过程中，受训者在督导师的指导下结对练习，轮流扮演当事人和治疗师。这 12 个练习均由多个当事人陈述组成，这些陈述按难度（初阶、中阶、高阶）分组，回应任何一个陈述都需要特定的 EFT 技术。受训者需要通读并理解对每项技术的描述、技术标准以及技术示范。然后，扮演当事人的受训者读出这些陈述，呈现出可能的问题和情绪状态，换言之，也就是当事人标记（marker）[①]。随后，扮演治疗师的受训者应用恰当的技术给予回应。他们可以直接使用书中提供的回应示范，也可以即兴给出自己的回应。

在每一对陈述和回应练习过几次后，督导师会给受训者一些反馈。在督导师的指导下，受训者逐个练习从初阶到高阶所有的陈述与回应。随后，这个三人组（督导师 – 当事人 – 治疗师）会讨论刚才的练习是不是太难或者太简单，并根据这些评估进行难度调整。一些练习中给出了如何调整难度的建议，这样，当事人就可以根据个人经验即兴扮演，不用固守在现有的脚本上。

---

① 当事人标记是 EFT 当中非常关键的一个元素。当事人表现出某些特定情绪、态度、语言、行为时，被认为是呈现了某种"标记"，这些可识别的标记提示治疗师此刻应当开展特定的治疗任务。——译者注

　　受训者通过与督导师协商，可以决定他们希望学习哪些技术以及学习多长时间。根据测试的经验，我们发现练习应该持续大约 1~1.25 小时，这样能获得最大收益。在此之后，受训时间就饱和了，受训者需要休息。

　　理想情况下，EFT 受训者能够通过这些练习获得信心和足够的胜任力。"胜任力"在这里的定义是，以灵活和响应灵敏的方式使用 EFT 技术。本书中选择的技术都是 EFT 的必要技术，也是实践者经常感觉难以应用的技术。

　　本书列出的技能并未覆盖所有的 EFT 技术。要成为一名胜任的 EFT 治疗师，只学习这些技术还不够，还需要学习其他技术。但是，无论如何，这些技术对受训者来说很有挑战性，也很有必要着重学习、打好基础。下面，我们会简要介绍一下 EFT 的历史和刻意练习这种训练方法，希望能够帮助你理解这两者是如何结合的。

本书的目标

　　本书的主要目标是帮助受训者获得使用 EFT 核心技术的胜任力。而拥有技术或胜任力的表现，在不同当事人之间甚至是同一当事人的同一次会谈中，看起来都可能有所不同。

　　EFT 的刻意练习活动旨在实现以下目标。

- 帮助 EFT 治疗师发展在一系列不同的临床情景下应用 EFT 技术的能力。
- 把技术变成程序性记忆（Squire，2004），以便治疗师即使在疲倦、有压力、不知所措或气馁的情况下也能使用它们。

- 让受训的 EFT 治疗师有机会把他们的语言风格通过练习融入特定的技术。
- 让受训者有机会用 EFT 技能来回应不同的当事人的陈述和情感，这能帮助受训者建立与多种当事人在多种情景下工作时使用技术的信心。
- 让受训的 EFT 治疗师有机会失败，有机会根据反馈纠正他们失败的回应。这有助于建立治疗师的信心和韧性。

最后，本书旨在帮助受训者找到适合自己的学习方式，这样，在正式训练结束后，他们仍能继续其专业发展。

哪些人可以从本书中获益

本书可用于多种情景，包括本科课程、督导、研究生训练和继续教育项目。本书假设：

- 训练者具备 EFT 的知识和胜任力；
- 训练者能够通过角色扮演或视频，很好地演示在一系列治疗情景中如何使用 EFT 技术，或者训练者能够获得 EFT 的示范录像（Elliott，2018；Geller，2015；Goldman，2013，2018；Greenberg，2007a，2007b；Paivio，2014；Timulak，2020；Watson，2013）；
- 训练者能够给受训者关于如何打磨和改进技术应用的反馈；
- 受训者需要进行额外的阅读，如解释 EFT 的理论、研究和基本原理以及每项特定技术的书籍或文章（附录 C 的教学大纲中列出了每项技术的阅读材料）。

本书涵盖的练习在北美洲、欧洲和亚洲的 16 个训练机构进行过测试。一些训练机构将这些练习翻译成了本国的母语，以便受训者使用。本书可以让来自世界各地不同文化背景的训练者和受训者顺利使用。

不论是初学者（即尚未见过真正的当事人的受训者）还是经验丰富的治疗师，本书适合处在各发展阶段的受训者学习，所有的练习都提供了评估和调整难度的指导，以精确地满足每位受训者个性化的需求。"受训者"一词会在本书中反复出现，它指的是任何在专业心理健康领域努力获得 EFT 技术的人。

心理治疗训练中的刻意练习

一个人如何成为其所在专业领域的专家？什么是可训练的？什么是天生的？这些问题深深地吸引着我们，让我们对各个领域的顶级专家和他们的成长历程异常着迷。我们对莫扎特、莱昂纳多·达·芬奇，或者离我们更近的篮球传奇人物迈克尔·乔丹和国际象棋大师加里·卡斯帕罗夫这样的天才充满了敬畏、钦佩以及困惑。是什么让他们在专业上始终如一的卓越？有证据表明，花在特定类型训练上的时间和数量几乎是在所有领域获得专业级技能的关键因素。刻意练习是一种可靠且有效地提高专业表现的循证方法。

刻意练习的概念起源于安德斯·艾利克森（Anders Ericsson）及其同事的经典研究（Ericsson et al., 1993）。他们发现，练习一项技能的时间长度和时间质量是预测技能习得和掌握程度的关键因素。他们归纳出了五个学习和掌握技能的关键活动：

- 观察其工作；
- 获得专家的反馈；
- 设定刚刚好超出其能力的小增量目标；
- 进行特定技能的重复行为演练；
- 持续评估其表现。

艾利克森和他的同事将这一过程称为刻意练习。这是一个循环过程（如图 1-1 所示）。

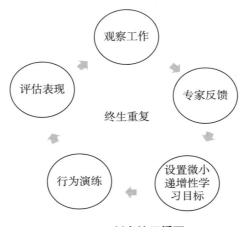

图 1-1　刻意练习循环

研究表明，刻意练习的时长与获得各领域的专业技能呈正相关，比如在医学、体育、音乐、国际象棋、编程和数学等领域（Ericsson et al., 2018）。人们可能会将刻意练习与马尔科姆·格拉德威尔（Malcolm Gladwell）在其所著的《异类》（*Outliers*）一书中描述的广为人知的"一万小时定律"联系起来。然而，这其中有两个误解。第一个误解是，在不同的领域，获得专业级技能所需要的小时数是相同的。而事实上，不同领域需要的练习时长有很大区别。第二个误解是，投入一万小时的工作就会让人成为一个领域的专家。这个误解在心理治疗领域有特殊意义，因为在心理治疗领域，人们经常将治疗师与当事人的工作总时长作为衡量心理治疗师水平的指标（Rousmaniere，2016）。然而，事实上，我们知道，经验的多少本身并不能单独预测治疗师的治疗效果（Goldberg，Rousmaniere，et al.，2016）。很可能刻意练习的质量才是关键因素。

最近，心理治疗领域的学者在意识到刻意练习在其他领域的价值之后，正在号召把刻意练习加入心理健康专业人员的训练中（e.g.，Bailey & Ogles，2019；Hill et al.，2020；Rousmaniere et al.，2017；Taylor & Neimeyer，2017；Tracey et al.，2015）。但是，关于是否能将心理治疗与运动、音乐等专业领域相提并论，存在一些合理的质疑。因为心理治疗是一种异常复杂和自由的工作形态。运动有定义清晰的目标，古典音乐有乐谱；相反，心理治疗的目标会随着每位当事人在每次会谈的独特呈现而变化，心理治疗师没有"乐谱"可循。

其实，好的心理治疗更像是爵士乐演出（Noa Kageyama，引自Rousmaniere，2016）。在爵士乐的即兴演出中，乐队成员会构建结合了团队合作、创造力和互动的奇妙组合。和心理治疗一样，没有任何两段即兴爵士乐表演是完全相同的。然而，即兴并不意味着音符的随机组合。事实上，即兴演出根植于对乐理的充分理解和精熟的技巧，而要获得这些，没有持续的刻意练习是不行的。例如，1990年，著名的爵士乐教师杰瑞·科克尔（Jerry Coker）就列出了学生都必须掌握的18个技能领域，每一个领域都包含多个不同技能，比如音质、音程、和弦琶音、音阶、音型和节拍。在这个意义上，创造性和艺术性的表现其实反映了演奏者之前重复的技能训练与技能习得。正如传奇的爵士音乐家迈尔斯·戴维斯（Miles Davis）所言："你演奏得足够久，才能够演奏得像你自己"（Cook，2005）。

我们这里想要强调的要点是，我们希望帮助 EFT 治疗师通过练习成为他们自己。关键是需要确保学会这些技能，保证在你需要的时候就真的能用得出来。把这些技能练成你自己的，把那些适合你的部分结合起来。持续、努力和有意识的刻意练习不会牺牲灵活性和创造性。理想情况下，刻意练习会增强灵活性和创造性。我们能够意识到，心理治疗是一种在变化中不断相遇的过程，这也是心理治疗值得赞美的一点，我们也绝不愿意让心理治疗变成一种程式化的存在。高水平的 EFT 治疗师能够把先前学到的技能精妙地整合起来，同时还能够保持协调的灵活性。本书提供的 EFT 回应是一种模板或者可能性，而非"答案"。无论是解读还是应用这些技术，都需要你试着把这些练习用一种有意义的方式组合起来。我们鼓励灵活的即兴反应！

基于模拟的掌握式学习

刻意练习会使用基于模拟的掌握式学习（Ericsson，2004；McGaghie et al.，2014）。也就是说，训练所用的刺激材料由"模拟了在专业场景中出现的问题、事件或条件的人为编制的社交情景"组成（McGaghie et al.，2014，p. 375）。该方法的一个关键点是，训练中使用的刺激与真实世界的体验足够相似，从而这样的模拟能够激起相似的反应。这能促进状态依存的学习①，而专业人员的学习也要通过状态依存的学习，即在与使用技术相同的心理环境中练习，才能真正获得技术（Smith，1979）。例如，飞行员在呈现机械故障和危险天气条

---

① 状态依存的学习指的是，回忆时的生理或心理状态与学习时的生理或心理状态越相似，回忆效果或表现越好。——译者注

件的飞行模拟器中进行训练；外科医生在呈现并发症的外科手术模拟器中进行练习。在包含挑战性刺激的模拟中进行训练，可提升专业人员在压力之下有限执行的能力。对本书中的心理治疗训练活动来说，"模拟器"就是典型的当事人陈述，这些陈述是很可能在实际的会谈过程中出现的，需要使用特定的技术。

陈述性知识 vs 程序性知识

陈述性知识指的是一个人可以理解、书写或者讲述的知识，一般是事实性信息，人们能够有意识地通过搜寻记忆而回忆出来，并且学得也很快。与此不同，程序性学习则会被隐含在记忆中，人们"通常需要重复一项活动来学习，学习效果需要通过任务表现的提高来证明"（Koziol & Budding，2012，p. 2694）。程序性知识指的是一个人的实际表现，尤其是在压力之下的表现（Squire，2004）。一个人的陈述性知识和程序性知识之间可能存在巨大的差异。例如，"场外四分卫"[①] 就是指能够很好地理解和谈论运动员的表现、自己却无法进行专业水准的运动的人。同样地，多数舞蹈、音乐和戏剧的评论家非常擅长写相关评论，但是一旦让他们来跳舞、演奏或表演，他们就会惊慌失措。

在 EFT 的训练中，陈述性知识和程序性知识之间最大的裂痕在于：很多时候，受训者或治疗师能够识别并理解共情的精妙之处。比如，他们知道，一个高度同频、能够击中当事人体验边缘的共情探索，可以巧妙地推动当事人前进。然而，到了真实的治疗情景，他们

---

① 四分位是美式橄榄球的一个战术位置，"场外四分位"这个表述带有贬义，含义类似于"纸上谈兵"。——译者注

却无法做出共情探索的回应。**刻意练习应用的最佳场景就是弥合陈述性知识和程序性知识之间的裂痕。**换言之，受训者需要练习下面这样的技术，他们能够就这个技术写上一篇非常不错的文章，却没办法在真实的当事人面前运用这些技术。我们都是从陈述性知识开始，然后在理论层面学习技术，观察别人使用这项技术。一旦学会了这些陈述性知识，通过刻意练习，我们就可以开始学习程序性知识，治疗师需要争取能够"自动化"地使用这些技术。

接下来，让我们从 EFT 的理论背景讲起，这样能够帮助我们在一个大背景下理解这本书中介绍的技术，以及为什么这些技术能够适配到一个广泛的训练模式中。

情绪聚焦疗法

EFT 是一种新的人本 – 体验疗法，而且有诸多的实证和研究支持（Elliott et al.，2004；Goldman & Greenberg，2015；Goldman et al.，2006；Greenberg，2015；Greenberg & Goldman，2019；Watson et al.，2007）。EFT 整合了当事人中心疗法的治疗关系原则、格式塔疗法的方法、当代情绪理论以及情感的神经科学的知识。该方法始创于 20 世纪 80 年代，是对心理治疗改变过程的深度探索（Rice & Greenberg，1984），并且在持续演进，是一种集心理功能和临床实践的综合性理论（Greenberg & Goldman，2019；Greenberg et al.，1993）。

EFT 是从研究中发展出来的。多个随机对照实验证明了 EFT 的有效性（研究综述见 Timulak et al.，2019）。此外，也有很多人对 EFT 进行了过程 – 效果研究、质性研究、个案研究以及效果研究（Angus et al.，2015；Elliott et al.，2013；Ellison et al.，2009；Goldman et al.，2006；Timulak et al.，2019）。EFT 在一系列的临床问题中都显示出其有效性，包括抑郁（Goldman et al.，2006）、广泛性焦虑（Timulak & McElvaney，2018；Watson & Greenberg，2017）、社交焦虑（Elliott，2013）、复杂性创伤（Paivio & Pascual-Leone，2010）以及伴侣治疗（Woldarsky Meneses & McKinnon，2019）。最近，EFT 被证明在进食障碍方面也能取得不错的效果（Dolhanty & LaFrance，2019）。

EFT 把促进当事人识别、体验和接纳情绪放在一个非常重要的位置。治疗会谈的核心焦点就是接触、处理和转化消极的、引发症状的问题情绪。EFT 技术就是为了帮助探索、深化、调节和转化情绪而存在的。

这本书的焦点是 EFT 技术。但是，治疗师需要随时把心理治疗的最高目标放在心中。EFT 的一个关键目标是理解、探索并最终改变核心情绪基模（emotion scheme）[①]。情绪基模是一种在自我组织核心的内隐结构，能够把认同、意识和行动组织起来。情绪基模在人的一生中持续发展，是一种复杂的和高度个人化的情绪记忆结构，控制着我们的情感、动机、认知和行为元素（Angus & Greenberg，2011；Greenberg & Paivio，1997；Greenberg et al.，1993）。这些基模结构通常在我们的意识范围之外，会被相关的线索快速启动。尽管情绪基模在多数时候都在用一种适应性的和灵活的方式组织情绪系统，但是它

[①] 通常 scheme 译作"图式"，但是在 EFT 中，莱斯利·S.格林伯格采取了一种稍微与日常拼写有所区别的拼写方式，用以剥离图式概念中的认知内涵。因此，在翻译时，我们采取了国内著名 EFT 专家陈玉英老师的翻译，将 emotion scheme 译作情绪基模，以示区别。——译者注

也可能以一种适应不良方式来组织情绪系统，这就会变成心理障碍的源头。因此，潜藏在这些困难和症状下面的且驱动着这些困难和症状的情绪基模就成为治疗的重点。EFT 技术，包括本书中展示的这些刻意练习活动，就是为了揭示情绪基模的多方面元素（包括内隐的感觉、感受、知觉和信念），从而以一种更加自在的、符合当事人目标的方式探索并整合这些元素。

EFT 使用以下三种基础深厚的分类来描述促进当事人情绪改变过程的不同侧面。

- 情绪的使用。这部分与增加觉察、表达和反思情绪有关，可以使当事人能够更有效地使用情绪。
- 情绪的转化。这部分包括两个过程，一个是用情绪改变情绪，另一个是通过矫正性体验（corrective experience）[①] 改变情绪。
- 情绪调节。这部分包括舒缓和更细致地调整情绪的几种不同过程，从而促进更有效地使用情绪（Greenberg & Goldman，2019）。

EFT 技术就是为了实现这三类情绪改变，情绪改变的指导着本书的刻意练习活动。

原生情绪、次生情绪、工具性情绪、适应性和非适应性情绪之间存在重要差异（Goldman & Greenberg，2015；Greenberg & Goldman，2019；Greenberg & Paivio，1997）。治疗师要能够知道这些情绪的理论差异，因为这些差异能够指导治疗师使用恰当的 EFT 技术。原生适应性情绪是指能够帮助组织复杂的情景性信息、帮助个体有效行动

---

① 矫正性体验指当事人过去的经验，尤其是未曾处理的负性情绪在治疗情景下重新体验并得到处理的过程。——译者注

的情绪。相对地，原生非适应性情绪则是对情景的直接反应，会干扰有效的功能运作。本质上，这些情绪是习得的反应，常常源于先前的创伤经验，这些创伤推动着人们使用无效的甚至有害的应对方式进行反应（例如，遭受过虐待的当事人往往对亲近和亲密有适应不良的恐惧）。

次生反应性情绪是对原生情绪的反应，或是对思考过程的情绪反应。次生情绪经常会阻碍或防御个体，使其远离更为痛苦的核心情绪。例如，一个为其基本的适应性悲伤感到羞愧的当事人，可能体验到了次生的羞耻感；一位感觉到原生恐惧的当事人，可能体验到次生的愤怒来替代恐惧。最后，工具性情绪是为了影响或者控制他人而表达出来的情绪。工具性情绪的表达既可能是故意的，也可能是无意的。但是无论如何，工具性情绪都是为了激发某种外部反应。比如，"鳄鱼的眼泪"就是为了引发他人的同情或支持。

治疗师可以使用本书中的 EFT 技术帮助当事人接触原生情绪并允许其存在，转化非适应性情绪，承认并绕过次生情绪，或者探索工具性情绪，觉察工具性情绪的目的。然而，EFT 治疗师必须发展出来进一步的个案概念化和过程 – 诊断技术（Goldman & Greenberg，2015），这样才能够辨别什么时机适合帮助当事人接触适应性的原生情绪，什么时候改变非适应性情绪，什么时候可以调节失控的情绪体验。这也可以通过额外的督导来实现（Greenberg & Tomescu，2017）。

据观察，当事人在咨询会谈中经常会先表现出次生情绪，而后才会表现出原生情绪（Pascual-Leone & Greenberg，2007，2009；Pascual-Leone & Kramer，2019）。例如，当事人说"她拒绝了我，让我非常生气"，治疗师可以用这本书中提供的技能，帮助当事人把注意力转移到底下的原生情绪，比如受伤、痛苦或者羞耻。富有成效的会谈（Greenberg et al.，2007；Hermann & Auszra，2019）会聚焦于原生情绪，如果这些原生情绪是适应性的，治疗师就可以帮助当事人接受和感受这些情绪；如果这些原生情绪是适应不良的，治疗师就可以帮助当事人接触和表达新的、曾经不被允许的适应性情绪，以转化这些情绪。所以，对治疗师而言，发展区分不同类别的情绪的感知能力，以及获得帮助当事人接触、表达和必要时转化情绪的操作性技能，都很重要。

EFT 系统地开发了一系列的临床任务（Elliott et al.，2004；Greenberg & Goldman，2019）。这些任务与情绪改变的原则一致，能够用以促进情绪的觉察、表达、反思、调节和转化。咨询师要学会识别会谈中的标记，从而在恰当的时候执行相关任务。本书中的练习11"标记识别与设置椅子工作"就是帮助受训者学会识别标记，以及促进任务的初步实施，而完成这个任务需要的很多概念性的技能不在本书涵盖的范围内。如果想更加详细地了解 EFT 的任务和改变步骤，可以阅读罗伯特·艾略特等人的著作。

本书中的 EFT 技术可以被看作可集成在治疗过程中的基本技能模块，能够整合进治疗师的工具箱，当治疗师需要的时候可以随时调用这些模块。受训者可以进一步参考朗达·N.戈德曼和莱斯利·S.格林伯格（2015）的关于 EFT 个案概念化的书，用来构建更高阶的概念地图。这些概念地图可指导受训者何时使用本书中具体的微回应，以及如何识别标记和启动治疗任务。

刻意练习中的 EFT 技能

为了建立一种坚实的、安全的治疗关系和促进有意义的情绪改变，EFT 治疗师需要发展出两大类技能。一类是关系技能和同盟构建技能，这是必不可少的、核心的基本模块。另一类是关键的、技术性的过程诊断技术，此类技术能帮助识别标记，促进治疗任务的实施。

总而言之，EFT 发生在每时每刻，发生在与当事人情感的高度共情同频的背景下。高度共情的治疗师会采用不同的治疗立场和干预来回应当事人表现出来的情绪和会谈中的标记。关系性技术和过程－诊断技能相互关联，都致力于进行有效的 EFT 治疗。这两项技能代表了一种基本的互补，即存在的方式和行动的方式的互补。它们使得EFT 成为一种丰满的方法，尽管运用起来很有挑战，但可以练习和掌握。

关系技能和同盟构建技能

在本书提到的 12 项技术中，11 项都是关系性技术。这些技术都根植于治疗性在场，也都经由共情同频得到推进。而且，这些技术会贯穿于整个治疗中，有时候服务于某个特定的治疗任务，有时候并不服务于某个治疗任务。这些技术描述了如何开始治疗、促进在场、容忍富有张力的情感、促进当事人的投入并承认当事人的感受、自我表露、探索并深化情感、应对挑战、指出破裂并促进修复，这些都是EFT 的根基。

这些技术在共同构建一种安全、可靠、合作性的治疗关系，而这种治疗关系被视为促进情绪改变和创造富有意义的叙事的关键（Angus & Greenberg，2011；Greenberg & Goldman，2019）。这种治疗关系是一种共情、真诚和无条件积极关注的关系（Rogers，1951，1957，1981）。治疗师持续地共情同频，在情绪上保持在场（Geller，

2019；Rogers，1951；Watson，2019），让当事人与自己的体验和躯体感觉保持联系（Gendlin，1981）。EFT 治疗师努力向当事人传达出一种温暖、共情和接纳的态度。这种态度不仅仅通过语言传达，也依靠非言语和副言语线索（比如音色和语气）来传达。这些态度本身需要时间来培养和生发。

EFT 强调关系的两个关键侧面。第一，时时刻刻的对于情感的共情同频是建立信任关系、符号化[①]并加深情感的必要前提。这种关系本身也能够引发从非适应性情绪到适应性情绪的转化（Greenberg & Goldman，2019；Watson，2019）。第二，胜任的共情同频有赖于强大的治疗性在场（Geller，2017，2019；Geller & Greenberg，2012），这是治疗师的一种内在品质、一种影响如何治疗的存在方式。治疗师的在场与支持了安全感、联结感和促进成长的神经生理机制相联系（Geller & Porges，2014）。总的来说，对情感的共情同频和治疗性在场要求 EFT 治疗师坦率地使用自我。治疗师必须发展出觉察、容纳以及理解自己的议题、反应和其他内在过程的能力。

这些关键的治疗态度不只是一套技能，也就是说，这些技能并不是要替代发展治疗态度。除了要训练治疗师的治疗态度，还要训练治疗师的关键感知技术，从而能在治疗的恰当时刻使用核心技术。学习和练习这些技术，能够帮助治疗师随时准备好使用这些技术，如此一来，他们就更可能在恰当的时机使用这些技术。当然，在真实的治疗场景中面对真正的当事人时，治疗师还应该寻找进一步的督导，来指导自己在合适的时机以恰当的方式使用这些技术。

关系技能也可以分为内在技能和人际技能。人际技能聚焦于理

---

① 符号化在 EFT 语境下是指用语言或者其他的符号表征情绪体验。——译者注

解、同步和肯定当事人，而内在技能则聚焦于治疗师觉察、符号化以及表达（如果有必要）、利用自我体验他人感受的能力。自我反思、情绪体验的符号化、正念以及治疗性在场都是内在技能。人际技能也需要内在技能支撑。

当事人呈现的各种情感可能强烈地影响治疗师的内在体验，这也是要求治疗师训练自己的内在技能的原因。例如，在当事人很生气、有自杀倾向或者描述某种创伤时，如果治疗师体验到不适，就可能引发与当事人断开联结、转换话题，甚至是与当事人争论。治疗师回避自己不愿意面对的内在体验的这种倾向，已经被发现是影响多种取向的疗法（包括 EFT）成功的重要障碍（e.g., Bennett-Levy，2019；Eubanks-Carter et al.，2015；Geller & Greenberg，2012；Hayes et al.，2004；Hembree et al.，2003）。

本书中谈及了两个内在技能练习。一个是练习 1 "治疗师的自我觉察"，另一个是练习 9 "在强烈情绪情感下保持联结"。这两个练习都是帮助治疗师提升自我觉察，应对逃离困难体验或直接对困难体验做出个人反应的倾向。如果治疗师出现了上述情况，就无法保持在场或者与当事人保持同频，而这正是治疗师最重要的胜任力之一。常见的反应和分心的类型列在附录 A 反应评估表的最下方。当治疗师的反应太强烈时，可能会妨碍其在场的能力，也就限制了他帮助当事人的能力。练习的目的就是增加治疗师在场（Geller & Greenberg，2012）和托尼·罗斯莫尼尔（2019）所说的心理容纳力阈限。也就是，治疗师有能力觉察到他们在远离自己的内心体验或对自己的内心体验有不开心的反应。这样，他们就能够跟更多类型的当事人保持同频，并帮助这些当事人。

技术性与过程诊断技能

推动展开治疗任务是治疗的核心。尤其是椅子任务，它是 EFT 的基本组成部分。椅子任务有助于帮助当事人快速地进入核心情绪并深化情绪。完成这些治疗任务经常能够促进重大的情绪转变。大约 35% 的 EFT 治疗会谈就是展开和推进这些任务（Greenberg & Goldman，2019）。除了标记识别和椅子任务之外，很多促进和完成 EFT 任务所需的技术性技能没在本书中呈现。这些复杂的技术超出了本书的范畴，在这里就不做过多讲解了。

本书涉及技术性技能的只有练习 11，也就是"识别标记与准备椅子工作"。引导任务设置的标记识别是 EFT 治疗师必须掌握的关键技术。练习 11 是为了训练治疗师学会听到和识别标记，并基于此设置双椅 / 空椅对话。双椅对话可以回应自我批评和自我打断的标记，空椅对话则可以回应未完成事项的标记。需要注意的是，所有的治疗任务的发生都需要以建立安全的治疗关系为前提。一般而言，在第一次会谈中不会提及或使用这些任务。一旦任务开始，治疗师需要学习其他特殊的技术来完成这些任务。本书也不涉及这些特殊技术。同时需要注意的是，还有很多不需要椅子的 EFT 任务（Elliott et al.，2004；Greenberg，2015；Greenberg & Goldman，2019），本书也没有介绍。

练习 1 到练习 12 中的 EFT 技术

本书中练习的顺序按照以发展为导向的教育理念设计编排，进阶的技术要以基本的技术练习为基础（详见表 1–1）。初阶练习包含了最基本的 EFT 治疗技术。治疗师的自我觉察（练习 1）是 EFT 最基本的组成部分，因为当事人经常会呈现出脆弱的情绪状态，这需要治疗师能够有比较充足的自我觉察，这样可以在面对一系列强烈的情绪时，治疗师依然稳定地保持平静状态。EFT 治疗师要使用共情理解（练习 2）来建立并维持最初的关系联结，尝试想象自己处于当事人的内在世界中，并传达出非评判的理解，从而使当事人痛苦和脆弱的情绪状态归于平静并得到抚慰。共情肯定与承认（练习 3）是容易被忽略的简单回应，而这种回应却可以提供高度的情绪安全感，这样就能够进一步探索困难的情绪状态，这一点是进行 EFT 的必要前提。探索式提问（练习 4）是 EFT 治疗师在整个治疗过程中都会使用的提问方式，它能够帮助完成探索和深化情绪这个关键任务。

第一个中阶练习是关于提供情绪聚焦疗法的治疗原理的（练习 5）。读者可能好奇，为什么解释治疗原理被放在了中阶技能中，而不是放在初阶技能中。尽管有时我们会在治疗开始的时候就为当事人介绍治疗原理，尤其是当事人要求的时候，但是 EFT 治疗师通常更倾向于从建立稳固、安全的治疗关系开始。一个更加牢固的关系联结所带来的安全感，使治疗师能够展示和解释他们是如何工作的。这是来自人本主义的一个基本原则——"共识之前先共情" ①（Gendlin & Beebe，1968）。当事人在情绪上感到更安全的时候，才更容易吸收治疗师说的内容。我们把这个技术看作一种情绪教练的工作（Greenberg，2015；Warwar & Ellison，2019），主要有两个功能：其一，通过给出治疗的深度目标和方向来巩固同盟；其二，在概念层面教育当事人，让当事人清楚治疗是如何起作用的。EFT 中的教育是通过体验式学习完成的（Goldman，1991；Warwar & Ellison，2019）。概念性的学习最好是在有体验式学习的基础之后再开展（Pascual-

---

① 原文是 contact before contract，直译过来就是"协议之前先接触"。——译者注

Leone & Greenberg，2007）。

其他中阶练习呈现了三类不同的共情回应——共情探索（练习6）、共情唤起（练习7）和共情猜测（练习8）。每类回应都用于帮助当事人探索和深化体验。但是，这些技术在不同时间的使用方式是不同的，这取决于治疗师在某个特定时间点的治疗意图，以及这些技术是否在特定的时间点适合达成治疗目标。读者可以阅读附录B，来更好地了解这几类回应的区别及其使用时机。

高阶练习放在最后，因为高阶练习要求更复杂的人际技能和对EFT理论更加深入的理解。高阶部分的所有技术都需要依靠练习9"在强烈情绪情感下保持联结"。因为使用任何高阶技能都要求治疗师时刻保持在场，促进而不是打断治疗过程。就像很多疗法一样，EFT治疗师也会自我表露，但EFT有其独特的关于"如何表露及何时表露"的指导方针。EFT中的自我表露（练习10）通常是提供治疗师的直接体验。使用这个技术要求治疗师保持在场，以一种真诚一致、非威胁性的、直接促进当事人深化其情绪体验的方式，表达治疗师自己的体验。EFT治疗师会审慎地使用"自我表露"，要么是为了共情当事人，要么是为了处理关系破裂（Watson，2019）。治疗师必须学会何时、用何种方式以及为何向当事人表露自己的体验（Elliott et al.，2004；Greenberg & Tomescu，2017）。标记识别与设置椅子工作（练习11）是一个复杂的技术，需要多种操作同时进行，并且要求治疗师有一定的EFT概念性的知识储备。指出破裂与促进修复（练习12）也有赖于治疗师复杂的人际技能，需要治疗师能够在激烈的情绪情感下保持稳定，这样就可以用一种对当事人有益的方式穿越破裂，同时还能够促进治疗进程。

关于语气、表情和姿势的提醒

人本 – 体验疗法尤其是 EFT，非常关注咨访双方的非言语和副言语线索（Gendlin，1996；Rogers，1975；Watson，2019；Watson et al.，1997；Weiser Cornell，2013）。EFT 的共情过程包括治疗师每时每刻地读取当事人的信息，这些信息中有言语的也有非言语的。也就是说，治疗师就需要通过训练，学会觉察自己的语气、表情、姿势，确保在每时每刻的回应里都传递了温暖、共情、真诚的好奇和开放的态度。本书中的每一个 EFT 技术和回应类型其实都需要一个特定的治疗性语气来传达，文字很难做到。所有练习活动都提供了规范标准，以指导治疗师觉察当事人和治疗师的非言语特性（如语气），以及要与当事人的言语和非言语交流相匹配。如果能够有机会观看 EFT 专家的治疗示范视频，帮助会更大，这样就能够实际观察专家是如何实践这些关键原则的。

刻意练习在 EFT 训练中的角色

情绪聚焦疗法起源于当事人中心和体验疗法的督导和训练传统（Greenberg & Goldman，1988；Rice & Greenberg，1984）。这种训练可以追溯到卡尔·罗杰斯（1957）的分级体验，学生回听会谈录音，体验督导师的现场演示，参加团体治疗和个体治疗，进行个体治疗，与一位起促进作用的督导师一同回听自己的咨询录音并讨论。罗杰斯就是这样将回听会谈录音这个方法用于促进型督导。劳拉·诺斯·赖斯和莱斯利·S. 格林伯格将这个方法发扬光大，现在这个方法被称为过程督导（Greenberg & Tomescu，2017）。

格林伯格和戈德曼（1988）在他们 1988 年发表的文章《体验式疗法的训练》（*Training in Experiential Therapy*）中概述了这类训练方法的四个核心方面。他们建议，要平衡讲授、技术训练、体验和个人成长四个方面的学习过程。事实上，在世界各地，很多 EFT 的训练都遵循了这种组合的方法（Greenberg & Goldman，2019）。理论知识是基础，观察 EFT 治疗是关键，治疗师的自我体验很重要，技能练习是精髓。刻意练习则可以被放在一个更大的训练框架中。刻意练习是一种技能训练，一般会建议受训的 EFT 治疗师通过多种资源获取一些额外的知识（Greenberg & Goldman，2019）。为了完整地学习EFT，刻意练习需要与以下四种学习方式相结合：

- 课程和工作坊中的讲授；
- 观察多位 EFT 专家进行治疗；
- 参与治疗师的个人体验性的成长；
- 过程督导（尤其是在训练的后期，掌握了更高阶的技能以后）。

本书中列出的技术并不是全部，这些只是基础技术。刻意练习并不是获得 EFT 技术的唯一方式。只使用一种训练方式是不够的。学习 EFT 是一个极度复杂的过程，但同时也是极有价值的过程，而EFT 的刻意练习意在成为学习 EFT 的一个核心元素。

为了理解技能背后的理论和研究，EFT 学习者可能需要阅读以下书籍，比如《情绪聚焦疗法临床手册》（*Clinical Handbook of Emotion-Focused Therapy*）（Greenberg & Goldman，2019），《情 绪 聚 焦 疗法 的 个 案 概 念 化》（*Case Formulation in Emotion-Focused Therapy*，Goldman & Greenberg，2015）、《情绪聚焦疗法》（*Emotion-Focused Therapy*，Greenberg，2015）、《学习情绪聚焦疗法：改变的过程 – 体验方法》（*Learning Emotion-Focused Therapy: The Process-Experiential*

Approach to Change，Elliott et al.，2004）。为了将 EFT 应用于多种临床群体，学习者还可以阅读《抑郁的情绪聚焦治疗》（*Emotion-Focused Therapy for Depression*，Greenberg & Watson，2006）、《情绪聚焦疗法治疗抑郁症的个案研究》（*Case Studies in Emotion-Focused Treatment of Depression*，Watson et al.，2007）、《复杂性创伤的情绪聚焦治疗》（*Emotion-Focused Therapy for Complex Trauma*，Paivio & Pascual-Leone，2010）、《广泛性焦虑的情绪聚焦治疗》（*Emotion-Focused Therapy for Generalized Anxiety*，Watson & Greenberg，2017）以及《改变广泛性焦虑症：一种情绪聚焦的疗法》（*Transforming Generalized Anxiety: An Emotion-Focused Approach*，Timulak & McElvaney，2018）等书籍。此外，附录 C 中的教学大纲也有更多、更详细的推荐书目。

训练共情性回应

在本书中的 12 项技术中，其中 5 项都是共情性回应，包括共情理解（练习 2）、共情肯定与承认（练习 3）、共情探索（练习 6）、共情唤起（练习 7）和共情猜测（练习 8）。这里的共情性回应源于朗达·N. 戈德曼（1991）撰写的一本手册，其中描述了一般的治疗性共情的态度，以及三种共情性回应，即反映、探索和猜测。珍妮·C. 沃森等人（1997）和罗伯特·艾略特（2004）随后又进一步发展了这些回应类别。共情性回应在基本技能中所占的比例之大，正反映了共情性回应对于 EFT 是多么地重要。这些回应是探索情绪、深化情绪和促进情绪转化的关键。乍看起来，这些回应似乎很简单，但事实上，共情性回应是复杂的、难以掌握的。然而，一旦能够熟练使用，共情性回应就是极为强有力的，而胜任的共情性回应需要长时间的刻苦练习才能真正习得。

关于"成为一个能够共情的治疗师"到底意味着什么有过很多的争论。比如，共情到底算是态度还是技术（Ivey，1971；Truax & Carkhuff，1967），如何才能更好地训练治疗师的共情性回应（Greenberg & Goldman，1988，2019；Rogers，1957，1975）。我们认为，治疗性共情是一种多维度的复杂过程，既是态度也是技术（Bohart & Greenberg，1997；Elliott et al.，2004）。做到共情意味着"把脚塞进别人的鞋子里"，与他人的体验产生情感共鸣（Barrett-Lennard，1981），保持响应性的同时有区别地与当事人同频，选择当事人体验中最鲜活的部分（Greenberg & Goldman，2019；Watson，2019）。

本书中的所有共情性回应背后都有多重意图（Elliott et al.，2004）。而且，不同的共情性回应的意义和效果也都取决于这一回应所处的特殊的背景条件。在当事人讲述自己潜在的脆弱时，治疗师可以使用共情肯定；在当事人表达反应性挫败时，治疗师也可能会使用共情肯定。但在两种情况下，治疗师的目的可能并不相同，其效果可能也不同。又或者说，在持续的共情性回应后使用共情探索，和在一个面质之后使用共情探索，其目的和效果也会完全不同（Greenberg & Goldman，1988；Rice & Greenberg，1984）。

EFT 的刻意练习用来帮助治疗师学会多种不同的共情性回应。练习固然重要，但是，治疗师也有必要补充其他类型的学习。有很多大师都建议受训者尝试发展出一种共情的态度（Elliott et al.，2004；Greenberg & Goldman，2019；Rogers，1975）。回应模式背后感知技能的训练也很重要。在一个特定的时间点，有很多的标准指引着治疗师选择最好的共情性回应。刻意练习可以帮助受训者学会不同形式的共情性回应。一旦学会了这些不同形式的回应，治疗师就能够像演奏音乐一样，把所有的音符连起来演奏一首交响乐。当受训者与真正的当事人坐在一起时，他们就可以从采用共情的态度开始，然后把脚塞进当事人的鞋子里，与当事人的体验产生共鸣，选择对于当事人来说最重要的体验；并且根据理论知识、个人体验和每时每刻的治疗意图，给出当下最佳的可能回应。

本书结构概览

本书由三部分组成。第一部分包括第 1 章与第 2 章，这部分指导读者学会使用这些练习。我们发现，如果提前给训练者和受训者太多指导，会让他们有压迫感，最终会跳过这些内容。因此，我们让这里的指导尽可能地简洁和简单，只介绍开始练习需要的最基本的信息。关于充分利用刻意练习的进一步指引，可以看第 17 章。至于如何监控和调整练习难度的指导，可以在附录 A 中找到。**不要跳过第 2 章的说明，而且在熟悉了基本说明之后，务必要阅读第 17 章和附录 A 的额外指引。**

第二部分包含 12 项聚焦于技能的练习活动，按照难易程度排序，分为初阶、中阶和高阶（详见表 1-1）。每一项练习都包括一个简明的练习概述、指导受训者的当事人和治疗师的对话范例、分步的练习导引，以及一张掌握相关技术的技术标准清单。接下来呈现的就是当事人陈述和治疗师回应的范例，也是按照从易到难的顺序（初阶、中阶、高阶）排列。当事人陈述和治疗师回应分开呈现，这样，扮演治疗师的受训者有更多的自由即兴回应，而不受范例的影响。只有受训者难以给出即兴回应时，才需要参考回应范例。第二部分的最后两个练习则是通过模拟咨询会谈，让你有机会综合练习前面的 12 项技术。练习 13 提供了一个咨询会谈范例的逐字稿，展示了 EFT 技术的运用，并清晰地标注了所使用的技术，我们可以看到这些技术在一个真实的会谈中是怎样自然流动的。我们邀请每位 EFT 受训者使用练习 13 中的逐字稿，扮演治疗师或当事人，来体验一次会谈是如何展开的。练习 14 提供了如何进行真切的模拟会谈的建议，也提供了按难度（初阶、中阶以及高阶）排列的当事人描述，受训者可以据此进行即兴的角色扮演。

第三部分包含第 17 章，为训练者和受训者提供了一些额外指引。第 2 章的指导主要是程序性的做法上的具体指导，第 17 章则从更大的图景出发来提供指导。第 17 章强调了充分利用刻意练习的六个关键点，介绍了灵敏回应的重要性、关注受训者的福祉、尊重受训者的隐私以及训练者自我评估等主题。

本书包含三个附录。附录 A 指导你学会监控和调整训练难度。附录 A 提供了一个刻意练习反应评估表，这是为扮演治疗师角色的受训者准备的，填完这个表，就能够看到这个练习是否太难或者太容易。附录 B 帮助受训者和训练者区别不同类别的共情回应。对 EFT 学习者来说，区分这些差别是一个常见的挑战。附录 C 提供了一个 EFT 课程大纲的示例，可以看到如何将 14 项刻意练习活动以及其他支持材料整合到一个更全面的 EFT 训练课程中。指导者可以选择调整这个大纲，或者选择大纲中的某些元素，并将它们整合到自己的课程中。

第 2 章

情绪聚焦疗法的刻意练习说明

本章的基本指导适用于本书全部的练习。对于每项练习的具体指导，会在每个练习章节最前面呈现给读者。第 17 章也给训练者和受训者提供了重要的指导，有助于读者充分地利用刻意练习。在完成第一轮练习之后，可利用附录 A 调整难度。附录 A 给出了如何监控和调整练习难度的指导，还包括一份刻意练习反应评估表，扮演治疗师的受训者可以通过填写这张表格评价练习是否太难或者太简单。**难度评估是刻意练习过程的重要部分，不可略过。**

总览

本书中提供了很多假想的治疗情景供读者进行 EFT 的刻意练习。角色扮演需要三个人来完成：一名受训者，扮演治疗师；一名受训者，扮演当事人；一名训练者（教授或者督导师），进行观察，提供反馈（或者，一位朋辈受训者也可以进行观察，提供反馈）。

本书为每一个角色扮演练习都准备了逐字稿，每篇逐字稿都有当事人的陈述和治疗师的回应示例。当事人陈述按难度从初阶到高阶进行分级，不过这些难度分级也只是一个大约的估计，实际的难度取决于受训者的主观体验。例如，某些受训者感觉当事人的愤怒不难处理，但是另一些受训者会觉得太难了。这样，对于受训者来说，评估和调整难度就能够确保受训者始终在最近发展区（不是太容易，也没有太难）进行练习。

时间框架

我们建议每次练习活动 90 分钟，大体安排如下。

- 开始 20 分钟：定向和熟悉。训练者介绍将要练习的 EFT 技术，并跟一名志愿受训者一同展示训练过程。
- 中间 50 分钟：受训者成对练习。训练者或者朋辈受训者在整个过程中提供反馈，监控难度。在每一组陈述完成后，根据情况调整难度（关于如何进行难度调整，请参阅附录 A 说明）。
- 最后 20 分钟：评估 / 反馈以及讨论。

准备

以下是准备工作。

- 每位受训者都需要本书。
- 每项练习都需要刻意练习反应评估表，这个表可以在附录 A 中找到。
- 受训者 2 人一组。一个扮演治疗师，一个扮演当事人，每 15 分钟练习后进行轮换。就如我们之前提到的，还需要一位观察员，可以是训练者，也可以是一位朋辈受训者。

训练者的角色

训练者的主要责任如下：

- 给出纠正性反馈，包括受训者的回应多大程度达到了技术标准，以及任何关于如何提高回应质量的必要指导；
- 提醒受训者进行难度评估，并在完成当前难度水平的当事人陈述后，调整难度（初阶、中阶、高阶）。

如何练习

每一项练习都提供了更具体的指导。受训者需要严格遵循这些指导，因为每一个步骤都很重要。其中，练习 11 "标记识别与设置椅子工作"和练习 12 "指出破裂与促进修复"均包含两个练习阶段。

技术标准

前面 12 项练习都只聚焦于单一 EFT 技术，每个技术有三至五条技术标准，这些标准描述了该技术的重要成分或原则。

让受训者进行角色扮演，目标在于让受训者能够使用即兴回应来回应当事人陈述。这种即兴回应应该是以下这样的：

- 与当事人同频；
- 尽可能地达到技能标准；
- 受训者有真实感。

受训者可以拿到有治疗师回应范例的逐字稿，能够对如何将技术标准融入具体的回应有一些体感。**需要注意的是，受训者并不需要把回应范例的逐字稿读出来**！心理治疗是高度个人化的、即兴的；刻意练习的目的是发展受训者在一个一致的框架中进行即兴回应的能力。把逐字稿背下来是一种事与愿违的做法，无法帮助受训者在治疗中变得更加具有回应性、真诚以及与每一个独特的当事人同频。

EFT 的共同开发人和 EFT 专家朗达·N. 戈德曼，撰写了所有逐字稿中的示范回应。但是受训者的个人风格可能会与示范的回应有些许或者巨大的不同。受训者在经历了一段时间的练习后，可以根据 EFT 的基本原则和策略发展出自己的风格和声音。为了促成个人风格的形成，本书使用技术标准和持续反馈的方式，来尽可能让受训者有最大的即兴回应的自由度。受训者应该能够发现，有些示范回应没有响应全部的技术标准。这些示范回应也是在提示受训者，EFT 有非常大的自由度，在这个自由度上，总是把与当事人同频放在最重要的位置。

角色扮演的目标是让受训者练习对当事人陈述的即兴回应，这些即兴回应应该具备如下特征：

- 与当事人同频；
- 达到尽可能多的技术标准；
- 受训者有真实感。

反馈

每一组角色扮演后的回顾和反馈序列包含以下两个成分。

- 第一，扮演当事人的受训者简要地分享接收到治疗师回应的感觉。这能够帮助受训者了解到他们与当事人同频的情况。
- 第二，训练者提供一个基于技术标准的简短反馈（少于 1 分钟）。尽可能让反馈具体、可操作、简短，给技术演练留出更多时间。如果一名训练者带领多组受训者，那么训练者需要环绕整个教室，观察所有的受训者小组，并给出简短的反馈。如果训练者没法到场，那么扮演当事人的受训者可以给治疗师提供反馈，反馈基于技术标准以及作为当事人听到治疗师这么说的感觉。或者，如果有第三个受训者，那他也可以观察并提供反馈。

训练者（或者朋辈观察员）应该记住，所有的反馈都要具体且简短，不要把话题转到讨论理论上面。我们有很多其他的机会可以用来讨论 EFT 的理论和研究。在刻意练习当中，最重要的就是要通过角色扮演持续地进行行为演练，把时间尽可能用在行为演练而不是理论探讨上。

最终的评估和讨论

两个受训者轮换过所有角色以后，训练者要给出评价。最后，所有参与者要一同基于评估进行一次简短的讨论。这个讨论可以提供一些想法，提示留什么家庭作业，将来的刻意练习要怎么做。

第二部分

EFT 技术的刻意练习

本书的这一部分提供了 12 项基本 EFT 技术的刻意练习，这些练习按照治疗师技术发展的阶段，由易到难排列。尽管我们希望训练者能够按照我们给出的顺序逐个进行练习，但是可能有的训练者会按照自己的课程需要规划这些练习，因此顺序会有所不同。我们也提供了两个可以把所有的技术组合在一起的综合练习，一个是基于有注解的 EFT 会谈逐字稿的练习，另一个是模拟的 EFT 会谈。**训练者和受训者在练习前需要认真回顾本书第 2 章的练习指导。**

第 3 章

练习 1：治疗师的自我觉察

准备

1. 阅读第 2 章中的说明。

2. 附录 A 中的刻意练习反应评估表。

技术描述

技术难度等级：初阶

治疗师的自我觉察是情绪聚焦疗法中最基本和最重要的内在技能之一，也是时刻需要使用的技能。所谓的自我觉察指的是治疗师的存在方式，而不是一种具体的行为方式。具体而言，自我觉察包含以下两个层面：

- 在接受当事人当下的言语和非言语的表达的同时，还能够保持对自身的深入感知（Geller & Greenberg，2012）；
- 在与当事人保持同频的同时也能保持对自身体验的在场。

这也可以被看作治疗师在治疗中监控自己的体验的一种方式，这种自我觉察能够保证治疗师在治疗关系中获得有价值的信息。

这项练习不同于其他练习，受训者不需要在练习中对当事人说什么。不过，受训者需要通过说出他们观察到的和标记下来的自己的内部过程来练习自我觉察，这样当他们与真实的当事人坐在一起时，会更容易保持这种觉察。在治疗中自我表露或向当事人透露自己的体验可能是一个比较有冲击力的技术，应谨慎地仅在特定情况下使用，最好听从督导师的指示。

练习 1 的特殊说明

本练习不同于本书中的其他练习过程。由一名受训者扮演当事人，讲述某件使其情绪唤起的事情。其他受训者不进行角色扮演，而是在倾听讲述的同时，监控自己的内在想法、感受和身体感觉，然后分享他们愿意表露的内在体验（不愿意表露的不用说）。训练者（教授或督导师）观察并提供反馈。在这项任务中，治疗师不需要回应当事人，而是说出他们的体验。治疗师不必考虑临床干预或言语反应。重点完全放在提高对自己内部过程的觉察上即可。

当事人把书中的当事人陈述读给治疗师听。治疗师在倾听的同时留意监督自己的内部体验和反应（想法、感受、躯体反应、冲动）。听完当事人陈述后，治疗师大声地说出其愿意表露的感觉和躯体感受。例如，治疗师可以说"我听到这时，我笑得很开心""我开始深呼吸了""我感到胸口是温暖的""我感到快乐"或"我感到非常难过，有一种想拥抱当事人的冲动"。

刻意练习反应评估表提供了常见的反应，但也有可能你的躯体反应并未列出。试着将注意力至少放在你的体验的某个方面，并描述它。可能是你内部的一个感受或感觉（如胃部痉挛或喉咙发紧），也可能是外部的一个体验（如脸红或微笑）。目标是不断扫描内在的体验，尽管起初许多受训者可能只能注意到一种体验，或完全识别不到任何体验。仅说出你愿意表露的反应。受训者有权不表露他们希望保密的反应，这一点很重要。

自我觉察练习示例

示例 1

当事人：那天，我在陪我的小狗一起玩，然后我就突然意识到，我是那么地爱它。它是这么好的一个伙伴，它陪我扛过了那么多困难，我都不知道没有它我会变成什么样。每当我难过了、生病了、焦虑了，或者我又开始自我批评了，它都知道，它总能陪着我。它简直是上天赐给我的礼物，这么美好的一个小生灵，无论我身上发生什么，它都无条件地在我身边。

治疗师：当你谈论你的狗的时候，我感到有一股暖流涌到胸口。

示例 2

当事人：我挺期待跟你做心理治疗的，但我有点紧张。我之前没做过。

治疗师：当你说到紧张的时候，我的肚子在咕噜咕噜地叫。

示例 3

当事人：我昨天做了个很奇怪的梦。我梦见在小时候的房子里，一个怪物追我，从一个房间到另一个房间。我特别害怕，躲到了床底下。然后你就出现了，说你会帮我。我很诧异你在那里，但是感觉得救了。接着我们就开始盘算晚饭做什么，很奇怪也很别扭。然后我就醒了。

治疗师：在听你讲梦的时候，我感觉到心跳加速。

练习指导
第一步：角色扮演并反馈
• 当事人从初阶难度的第一个陈述开始，可直接使用原文，也可根据大致意思即兴发挥（不需要一字不差，但要把大致内容和语音语调表达出来）。 • 治疗师观察自己对这段当事人陈述的内在体验，然后表达自己愿意公开的部分。 • 训练者或当事人根据技术标准提供**简短**的反馈。
第二步：重复
• 重复第一步，直到完成所有**当前难度等级**（初阶、中阶、高阶）的陈述。
第三步：评估并调整难度等级
• 治疗师利用刻意练习反应评估表（见附录 A）来决定是否调整难度等级。
第四步：重复
• 重复第一至第三步至少 15 分钟。 • 交换角色。

技术标准
1. 治疗师在倾听当事人的同时要追踪自己的内在体验。
2. 治疗师只分享他们愿意分享出来的内容。
3. 治疗师需要保护好自己的隐私和边界，不想表露就不表露（训练者需要询问治疗师是否能做到）。
4. 如果治疗师有任何反应属于"太难"的分类，他们可以要求训练者以一种能感受到安全和自尊的方式降低角色扮演的难度。

➡️ 现在轮到你了！按照练习指导中的第一步和第二步练习。

请记住：这项练习的目的是让扮演治疗师的受训者在面对当事人陈述时表露他们个人真实的内在体验。不像其他练习那样专注于发展最恰当的治疗师回应，所以不会提供针对当事人陈述的治疗师回应示范；相反，这项练习的主要目标是让受训者探索并传达他们自己真实的内在反应。如果需要，受训者可以返回去参考治疗师自我觉察的示例。

练习 1 的初阶难度当事人陈述
初阶当事人陈述 1
［爱意］那天，我在陪我的小狗一起玩，然后，我突然就意识到，我是那么地爱它。它是这么好的一个伙伴，它陪我扛过了那么多困难，我都不知道没有它我会变成什么样。每当我难过了、生病了、焦虑了，或者我又开始自我批评了，它都知道，它总能陪着我。它简直是上天赐给我的礼物，这么美好的一个小生灵，无论我身上发生什么，它都无条件地陪在我身边。
初阶当事人陈述 2
［紧张］我挺期待跟你做心理治疗的，但我有点紧张。我之前没做过，不知道要说啥。而且我担心我的问题全在我脑子里，会不会不说还好、越说会越严重……

练习 1 的初阶难度当事人陈述

初阶当事人陈述 3

[**焦虑**] 我来咨询是因为我刚搬来这里，有点不太适应。这里的人跟我们老家的不一样。这里的人说话都快，而且有点粗鲁。我们老家的人特别淡定、有礼貌。你能帮到我吗？

初阶当事人陈述 4

[**别扭**] 我昨天做了个很奇怪的梦。我梦见在小时候的房子里，一个怪物追我，从一个房间到另一个房间。我特别害怕，躲到了床底下。然后你就出现了，说你会帮我。我很诧异你在那里，但是感觉得救了。接着我们就开始盘算晚饭做什么，很奇怪也很别扭。然后我就醒了。

初阶当事人陈述 5

[**充满希望**] 我很高兴又来心理治疗了。我的上一个治疗师很好，对我很有帮助。她教会了我在惊恐发作的时候怎么安抚自己，怎么更积极看待自己。我这次来，主要是因为工作最近艰难了很多，我对老板也有点失望。你能帮我解决这个问题吗？

✋ 在进入下一个难度之前评估并调整难度（参见练习指导中的第三步）。

练习 1 的中阶难度当事人陈述

中阶当事人陈述 1

[**羞愧**] 今天我试着做了个新菜，结果特别难吃。这种事情我总是能给搞砸了。可能我妈是对的：我为啥老要假装自己是个成年人？我猜我根本没达到我想象中的这个年龄该有的独立。这是不是意味着，我在事业上永远也不可能成功？

中阶当事人陈述 2

[**担忧**] 开始咨询之前，你能回答几个关于你的问题吗？你信教吗？信的话，信哪个？不信的话，你怎么看待信教的人？我是个穆斯林，我真不觉得一个不信教的人能懂我。我的信仰对我来说很重要。我的上一个治疗师就不尊重我的信仰，所以我需要先确定你会尊重我的信仰。

练习 1 的中阶难度当事人陈述
中阶当事人陈述 3
［**伤心**］前任跟我分手的时候，我感觉就像被抛弃了一样，到现在都这么觉得。我觉得这很没道理呀！我只能一直地想"到底哪里出错了""为什么这种事儿发生在我身上"。我们对未来有那么多的计划，我们说过要住在一起、要结婚、要养孩子。（停顿）现在什么都没有了，再也不会有了，太可怕了。我失去了我生命中最重要的人。我怕我再也不会那么相信一个人了，我再也找不到像他那么爱我的人了。
中阶当事人陈述 4
［**恍惚**］有件事想告诉你，但我一直很犹豫，但我需要你知道。我每次来咨询之前都抽了大麻，今天也是。这样能帮我放松，也让我感觉更自在。我觉得大麻能让我找到真正的我。希望你不要介意。
中阶当事人陈述 5
［**愤怒**］这次升职没有我，我很失望。这不公平！我上司对我一直不太公平。感觉我是个团队里的二等公民。既然我做的工作他都看不见，那我辞职好了。他还想让我怎么样？有时候真想给他脸上来一拳。

 在进入下一个难度之前评估并调整难度（参见练习指导中的第三步）。

练习 1 的高阶难度当事人陈述
高阶当事人陈述 1
［**绝望**］我这周更抑郁了。这么久以来都这么糟，我都不知道自己还能撑多久。我感觉完全没有希望。早上都不想起床。今天过来的路上，我看见前面有一辆卡车，我就想钻到卡车底下死了算了，死了就不用这么痛苦了。
高阶当事人陈述 2
［**怀疑**］你接受过多少培训？有多少经验？老实说，我不太想找一个新手。你确定你能帮到我？我可是有很严重的创伤，我不知道你能不能处理。

练习 1 的高阶难度当事人陈述

高阶当事人陈述 3

[**调情**] 我一直在想一件事情，还是想跟你说一下。希望不要吓到你。嗯，就是，我已经对你有感觉很久了。有没有可能你已经注意到了？我的意思是，我们的咨询很顺利，对我也很有帮助。只是，我在想，如果我们是在别的场合下认识会怎么样。老实说，我想了很多。我还注意到你每次都穿得很好看，我还会想有没有可能是为了我。你这身衣服很好看。希望没有吓到你，我只是想告诉你，你很好，你会是一个很好的伴侣。然后，嗯……我好奇你有没有跟我一样的想法？

高阶当事人陈述 4

[**不信任**] 我一直在想我们上一次的咨询，我觉得没什么用。我不知道我们到底在干吗，干这些有什么用？你有没有什么议程或者计划之类的没告诉我？你对别的当事人也这样吗？还是就只对我这样？老实说，我现在很失望，我都不知道我能不能相信你。

高阶当事人陈述 5

[**疑虑**] 是我老婆非让我来的，她觉得我酒精成瘾了。瞎说，我只是白天工作压力太大，晚上喝了几杯。她就是头发长见识短，女人根本不知道努力工作有多累。还有，我喝酒有一部分原因也是因为她太能唠叨了。我知道这话不该说，但我希望在这里我能有话直说，也希望你能接受。

 评估并调整难度（参见练习指导中的第三步）。如果适当的话，请按照指导将练习变得更具挑战性（参见附录 A）。

第 4 章

练习 2：共情理解

准备

1. 阅读第 2 章中的说明。

2. 附录 A 中的刻意练习反应评估表。

技术描述

技术难度等级：初阶

这一技术是贯穿情绪聚焦疗法始终的最基本的技能。共情理解的目标就在于理解和反映当事人的观点，敏感而准确地传达当事人的核心体验的深度和强度。因为治疗师每时每刻都需要让自己与当事人的参考系以及情绪体验保持同频，因此持续使用共情理解这一技能非常重要。共情理解式的表达或体验是治疗师根据当事人的举止和声音来捕捉到的。当事人的表达可能充满了情感，或者带有"这就是我的感受"的某种确定感。共情理解的回应则是依赖这些信息，对当事人隐含的或没能全部言明的体验进行符号化表征（symbolic representations）。治疗师需要试着捕捉当事人表达当中的感受基调，针对当前或之前的感受进行回应。

有关不同共情技术之间差异的说明和示例，请参阅附录 B。

治疗师共情理解示例

示例 1

当事人：［压力大］我在就业办待了整整一天，我真的受够了。

治疗师：你感到又疲惫、又沮丧……

示例 2

当事人：［担忧］我担心我付不起下个月的房租了，我甚至都不知道我还能做些什么。压力太大了。

治疗师：好像你感到非常的害怕和迷茫，不知道该往哪里走。

示例 3

当事人：［困惑］我最近挺抑郁的。不知道为什么。什么糟糕的事也没有发生，工作很顺利，孩子们也很好，就是不知道为什么。

治疗师：你很困惑，不知道为什么，但你实实在在地感到就这么抑郁和沮丧。

练习指导
第一步：角色扮演并反馈
• 当事人说出第一个初阶难度的当事人陈述，治疗师根据技术标准做出**即兴回应**。 • 训练者（没有训练者则由当事人）根据技术标准提供**简短**的反馈。 • 当事人重复刚才的陈述，治疗师再次做出即兴回应。训练者（或当事人）给予简短的反馈。
第二步：重复
• 重复第一步，直到完成所有**当前难度等级**（初阶、中阶、高阶）的陈述。
第三步：评估并调整难度等级
• 治疗师利用刻意练习反应评估表（见附录 A）来决定是否调整难度等级。
第四步：重复
• 重复第一至第三步至少 15 分钟。 • 交换角色。

练习 2 的可选变体

在练习的最后一轮，当事人用自己现实生活中对其情感具有挑战性、困难或冲突的事件当作陈述的材料，治疗师尝试共情理解。然后，当事人可以告诉训练者是否感受到治疗师的共情并觉得被理解了。请注意，当事人应该谨慎地只谈论他们愿意分享的话题。

技术标准

1. 准确传达当事人的关注焦点，也就是当事人试图表达的感受或意义。
2. 保持在场。
3. 避免提问、提出建议或诠释当事人的体验。
4. 确保语气与当事人表达的情绪相匹配（即，如果当事人的声音是痛苦和悲伤的，则使用柔和的语气；如果当事人生气，则使用沉稳而坚定的声音，但不要提高音量或者表现出愤怒）。

> 现在轮到你了！按照练习指导中的第一步和第二步进行练习。

请记住：角色扮演的目的是让受训者在使用技术标准且感受真实的情况下，练习如何即兴回应当事人。**本练习的末尾提供了针对每个当事人陈述的治疗师示范回应。在阅读示范之前，受训者应尽可能尝试自己独立回应。**

练习 2 的初阶难度当事人陈述
初阶当事人陈述 1
［悲伤］我今天特别难过，我一直在想我过世的母亲。
初阶当事人陈述 2
［乐观］我真的很想好起来，我觉得我已经准备好了，可以在治疗中讨论一些重要的东西了。
初阶当事人陈述 3
［压力大］我在就业办待了整整一天，我真的受够了。
初阶当事人陈述 4
［伤心］我自己的很大一部分都随着哥哥一起死了，我觉得我还是需要有点空间来处理这个。

✋ 在进入下一个难度之前评估并调整难度（参见练习指导中的第三步）。

练习 2 的中阶难度当事人陈述
中阶当事人陈述 1
[**绝望**] 我已经放弃让我爱人找新工作了。我们总是为了这个吵架，从来都吵不出个结果。
中阶当事人陈述 2
[**担忧**] 我担心我付不起下个月的房租了，我甚至都不知道我还能做些什么。压力太大了。
中阶当事人陈述 3
[**担忧**] 我想要对我的朋友更好一点，但每次我跟谁亲近一点，我就总觉得我会让他们失望。
中阶当事人陈述 4
[**压力大**] 我试着不去想那些负能量的事情，因为我真的得工作了，但每当我坐下来要做点事情，那些破事自己就来了。
中阶当事人陈述 5
[**愤怒**] 那天我快被我朋友气死了。我们本来约了午饭，结果她没来，连个消息也没有。这不是头一次了，气死我了！
中阶当事人陈述 6
[**生气**] 每次想到我的母亲，我只能想起来小时候她是怎么对我的。哪怕到现在，就算只是听到她的名字，我都很心烦。
中阶当事人陈述 7
[**困惑**] 我最近挺抑郁的。不知道为什么。什么糟糕的事也没有发生，工作很顺利，孩子们也很好，就是不知道为什么。

✋ 在进入下一个难度之前评估并调整难度（参见练习指导中的第三步）。

练习 2 的高阶难度当事人陈述
高阶当事人陈述 1
[担心] 我在试着戒酒，但是喝酒真的能缓解我的焦虑，让我很放松，也能开心一点。我也没试过什么别的办法去解决我这个焦虑。如果真的不喝酒了，我焦虑犯了怎么办。
高阶当事人陈述 2
[沮丧] 我试着说服自己，我爸爸以前跟我说的都是错的，我是有价值的，我的意见是重要的。但我为什么就是感受不到有什么不一样，我明明知道他是错的！
高阶当事人陈述 3
[羞耻] 我不知道我要不要说这个，说这个真的让我很尴尬，但是我最近真的胖了很多。如果我再不去健身房锻炼，我会很生自己的气。但我又一不小心就会吃东西，比如我下班回家很饿，我就会把家里能吃的东西扫光，就很绝望，我不知道。
高阶当事人陈述 4
[迷茫] 我不知道这周要说什么，我本来希望你可以引导引导我。
高阶当事人陈述 5
[担忧] 我最近特别焦虑……（停顿）我不知道，很多事情都被影响了，睡觉睡不好，吃饭吃不好。我们学校要关门了，我特别担心我的学分会作废，还有我的学生贷款。（停顿）会不会我所有的努力就全都泡汤了？我不知道该怎么办。

评估并调整难度（参见练习指导中的第三步）。如果适当的话，请按照指导将练习变得更具挑战性（参见附录 A）。

治疗师回应示范：共情理解

请记住：在阅读示范之前，受训者应尝试自己即兴回应。**不要逐字阅读以下回应，除非你自己无法做出回应！**

对练习 2 初阶难度当事人陈述的回应示范
对初阶陈述 1 的回应示范
失去这么重要的人，你很悲伤。
对初阶陈述 2 的回应示范
嗯，现在是时候解决一些重要问题了。
对初阶陈述 3 的回应示范
你觉得又疲惫、又沮丧。
对初阶陈述 4 的回应示范
是的，失去他真的太痛苦了，连哀悼都很难。

对练习 2 中阶难度当事人陈述的回应示范
对中阶陈述 1 的回应示范
这么多来来回回的争吵，就好像之前的努力都白费了？
对中阶陈述 2 的回应示范
就好像你感到非常害怕和迷茫，不知道该往哪儿走。
对中阶陈述 3 的回应示范
因为害怕让人失望，所以不敢靠近别人。

对练习 2 中阶难度当事人陈述的回应示范
对中阶陈述 4 的回应示范
不知怎么的，你就是不在工作状态，很难集中注意力。很难不想，（停顿）那些想法就是会突然冒出来，你好像感到有点无助，没办法停止这些想法。
对中阶陈述 5 的回应示范
嗯，她就这么消失了，留你一个人在那儿，那么生气！
对中阶陈述 6 的回应示范
所以，你有一部分真的对她有怨恨，哪怕只是提到她的名字都会激怒你。
对中阶陈述 7 的回应示范
你很困惑"为什么会这样"，但你就是感到沮丧、失落。

对练习 2 高阶难度当事人陈述的回应示范
对高阶陈述 1 的回应示范
所以，好像很难放弃之前管用的东西，听起来，你有点害怕，没有它生活会变成什么样。
对高阶陈述 2 的回应示范
所以，尽管你知道他是错的，但内心深处仍然觉得自己没有价值。
对高阶陈述 3 的回应示范
所以，很难开口讲出来，是因为你感觉这样很不好，但有的时候，你能意识到自己好像是不受控制，就是无意识地想吃东西。
对高阶陈述 4 的回应示范
听起来你不知道该说什么，想要从我这里得到一些指引。
对高阶陈述 5 的回应示范
所以，你对学校的事情感到非常担心和害怕，害怕你所有的努力都会化为乌有。

第 5 章

练习 3：共情肯定与承认

准备

1. 阅读第 2 章中的说明。

2. 附录 A 中的刻意练习反应评估表。

技术描述

技术难度等级：初阶

共情肯定与承认能够肯定并支持当事人对自己和所处环境的感知。治疗师就在当事人身边，去听、去看、去深入地从深度和强度两方面理解当事人所处的情景好坏，治疗师肯定当事人，是在传达一种感受，即"怪不得你会有这种感受，就发生在你身上的事来说……"和"在你所处的特殊情景下，这是可以理解的"。在这类回应里，治疗师不是在推着当事人探索或进一步加深他们的体验，而是与当事人站在一起，以便真实地看见当事人自己和他们所处的情景，帮助当事人感到被他人感知到、看见和听见。

有关不同共情技术之间差异的说明和示例，请参阅附录 B。

治疗师使用共情肯定与承认的示例

示例 1

当事人：［愤怒］国家现在的发展方向简直离谱。看个新闻能气死我！

治疗师：嗯，不知道为什么，这个消息就是很让你愤怒。发生了那么多糟糕的事。

示例 2

当事人：［紧张］每次在单位要做报告的时候，我都会很紧张。

治疗师：是呀，期待、要求、绩效，谁在那个位置上都会有这种感觉，内心也都会动摇的。

示例 3

当事人：［害怕］我感到我的世界正在崩塌。

治疗师：难怪，这种感觉很可怕，就好像你周围的一切都摇摇欲坠。

练习指导
第一步：角色扮演并反馈
• 当事人说出第一个初阶难度的当事人陈述，治疗师根据技术标准做出**即兴**回应。 • 训练者（没有训练者则由当事人）根据技术标准提供**简短**的反馈。 • 当事人重复刚才的陈述，治疗师再次做出即兴回应。训练者（或当事人）给予简短的反馈。
第二步：重复
• 重复第一步，直到完成所有**当前难度等级**（初阶、中阶、高阶）的陈述。
第三步：评估并调整难度等级
• 治疗师利用刻意练习反应评估表（见附录 A）来决定是否调整难度等级。
第四步：重复
• 重复第一至第三步至少 15 分钟。 • 交换角色。

练习 3 的可选变体

　　在练习的最后一轮，当事人用自己现实生活中对其情绪具有挑战性的事件当作陈述的材料，治疗师尝试共情地肯定与承认当事人的经历。然后，当事人可以告诉受训者他们是否感受到了治疗师的共情承认，甚至可以指出身体的哪个部位感觉到了。请注意，当事人应该谨慎地只谈论他们愿意分享的话题。

技术标准
1. 治疗师的回应需捕捉到当事人当前体验的深度和强度。
2. 治疗师只加深和肯定当事人当前的体验，不推测或推动这种体验超越当前情况。
3. 治疗师使用轻柔、温和但肯定的声音。

➡ 现在轮到你了！按照练习指导中的第一步和第二步进行练习。

　　请记住：角色扮演的目的是让受训者在使用技术标准且感受真实的情况下，练习如何即兴回应当事人。**本练习的末尾提供了针对每个当事人陈述的治疗师示范回应。在阅读示范之前，受训者应尽可能尝试自己独立回应。**

练习 3 的初阶难度当事人陈述
初阶当事人陈述 1
［**愤怒**］国家现在的发展方向简直离谱。看个新闻能气死我！
初阶当事人陈述 2
［**内疚**］我前几天开车，不小心撞到了人。那天天气不好，太阳晃到眼睛了，我就没看见他。他骨折被送到医院了。我特别内疚！
初阶当事人陈述 3
［**难过**］我女儿最近去上大学了。我丈夫去年过世，家里只有我一个人。我真的很伤感，而且感到孤独。
初阶当事人陈述 4
［**紧张**］每次在单位要做报告时，我都会很紧张。
初阶当事人陈述 5
［**害怕**］我感到我的世界正在崩塌。

在进入下一个难度之前评估并调整难度（参见练习指导中的第三步）。

练习 3 的中阶难度当事人陈述
中阶当事人陈述 1
[**羞愧**] 我觉得好恶心，我好恶心，我就像是一个污点，怎么可能会有人爱我？
中阶当事人陈述 2
[**困惑**] 我最近刚认识了一个男人，他很棒。虽然我们才见了几次，但我感觉我已经爱上他了。我过去也是这样，太快地爱上一个男人，我怕我这次又犯同样的错误。
中阶当事人陈述 3
[**悲伤**] 我刚搬了家。我很喜欢我的新房子。但老房子里有很多关于父母的回忆，我再也感觉不到了，我完全没料到自己会这么伤心。
中阶当事人陈述 4
[**害怕**] 我儿子参军了，我为他骄傲。但同时我也担心，不知道他执行任务时候会不会有危险。
中阶当事人陈述 5
[**抑郁**] 有时候我就想趴在床上，趴床上就没有人会来烦我。

 在进入下一个难度之前评估并调整难度（参见练习指导中的第三步）。

练习 3 的高阶难度当事人陈述
高阶当事人陈述 1
［**愤怒和羞愧**］小时候，我父亲虐待我，我到现在都还会做噩梦。我感到特别羞耻，又很生他的气。但是，不管是我们的习俗还是我自己的信仰，都说我应该尊重我的父母，尤其是父亲。
高阶当事人陈述 2
［**困惑、不知所措**］我不知道我现在是什么感受。
高阶当事人陈述 3
［**愤怒和恐惧**］我刚出狱，就因为几个月前我打了我的前妻。太要命了，我可不要再进去了。每次我想到她，我都感觉到一团怒火在我心里烧起来。
高阶当事人陈述 4
［**悲伤和绝望**］有时候我就想，我要是在医院里快死了就好了，这样我妈就能注意到我，真的来医院看我一眼了。至少在我生命的最后一个月她能关心我。
高阶当事人陈述 5
［**爱**］你能做我的治疗师简直太好了，跟你在一起我感觉很舒服、很温暖，我可以做我自己——这就是爱的感觉吧。

✋ 评估并调整难度（参见练习指导中的第三步）。如果适当的话，请按照指导将练习变得更具挑战性（参见附录 A）。

治疗师回应示范：共情肯定与承认

请记住：在阅读示范之前，受训者应尝试自己即兴回应。**不要逐字阅读以下回应，除非你自己无法做出回应！**

对练习 3 初阶难度当事人陈述的回应示范
对初阶陈述 1 的回应示范
嗯，不知道为什么，这个消息就是很让你愤怒。发生了那么多糟糕的事。
对初阶陈述 2 的回应示范
天呐，听起来就让人心里挺难受的。发生了这样的事真的很糟糕，难怪它让你这么难受。
对初阶陈述 3 的回应示范
这让你感到非常的孤独、悲伤。
对初阶陈述 4 的回应示范
是呀，期待、要求、绩效，谁在那个位置上都会有这种感觉，内心也都会动摇的。
对初阶陈述 5 的回应示范
难怪，这种感觉很可怕，就好像你周围的一切都摇摇欲坠。

对练习 3 中阶难度当事人陈述的回应示范
对中阶陈述 1 的回应示范
你觉得自己哪里有问题，好像你就是这个黑色的污点。（停顿）就好像"我觉得自己不值得被爱"。这听起来很难受，但又是很重要的体验。
对中阶陈述 2 的回应示范
所以，一方面你担心跟以前一样的模式，太快就爱上对方了；但另一方面，你又真切地体会到这种坠入爱河的感觉，感觉是那么地真实。

对练习 3 中阶难度当事人陈述的回应示范
对中阶陈述 3 的回应示范
很强烈的失去的感觉，过去的那些东西让你觉得难过和悲伤。
对中阶陈述 4 的回应示范
是啊，想到他可能上了前线就很害怕。
对中阶陈述 5 的回应示范
可以理解，就像（使用当事人的语气）"我想闭上眼睛，把所有的痛苦都关在外面"，因为这些痛苦太难承受了。

对练习 3 高阶难度当事人陈述的回应示范
对高阶陈述 1 的回应示范
这听起来是一种很难受的感觉，你有很强烈的感受。非常非常愤怒和很深很深的羞愧。
对高阶陈述 2 的回应示范
所以，听起来有许多情绪交织在一起，你不确定……有点被淹没了，不知所措。待在这种不确定里似乎很重要，试着关注你的内心，看看有什么会冒出来。
对高阶陈述 3 的回应示范
哇，听起来你极其愤怒。我猜那一定非常可怕，让你担忧。
对高阶陈述 4 的回应示范
喔，听起来好难受。你希望自己死去，对你来说一定是非常地可怕和艰难。你只是想要她的关注，憧憬着被她看到。
对高阶陈述 5 的回应示范
感受到如此多的信任和爱，自在、安全，这种感觉很美妙。

第 6 章

练习 4：探索式提问

准备

1.阅读第 2 章中的说明。

2.附录 A 中的刻意练习反应评估表。

技术描述

技术难度等级：初阶

探索式提问是一种开放式提问，可以帮助人们探索和加深体验。探索式提问通常专注于身体感受并鼓励表达身体感受。

治疗师提出探索式问题的示例

示例 1

当事人：［羞耻］你应该看看她瞟我的那个神态，让我感觉自己很渺小。

治疗师：对，感到自己微不足道。你可以把注意力转移到你的身体上吗？你的胸部或胃部，当你感到自己微不足道时，那里有什么感受？

示例2

当事人：[生气] 我觉得她就是在占我便宜，赤裸裸地利用我！

治疗师：对，被利用了。当你这么想的时候，你身体上有什么感觉？

示例3

当事人：他居然打到一半挂我电话，太伤人了。

治疗师：嗯，你感到被忽视和受伤。当你说到这里的时候，你能感觉到这种感受在你身体的哪个部位吗？

练习指导
第一步：角色扮演并反馈
• 当事人说出第一个初阶难度的当事人陈述，治疗师根据技术标准做出**即兴**回应。 • 训练者（没有训练者则由当事人）根据技术标准提供**简短**的反馈。 • 当事人重复刚才的陈述，治疗师再次做出即兴回应。训练者（或当事人）给予简短的反馈。
第二步：重复
• 重复第一步，直到完成所有**当前难度等级**（初阶、中阶、高阶）的陈述。

练习指导
第三步：评估并调整难度等级
• 治疗师利用刻意练习反应评估表（见附录 A）来决定是否调整难度等级。
第四步：重复
• 重复第一至第三步至少 15 分钟。
• 交换角色。

练习 4 的可选变体

在练习的最后一轮，当事人用自己现实生活中对其情绪具有挑战性的事件当作陈述材料，治疗师尝试提出探索式问题。然后，当事人告诉训练者他们是否有感受到治疗师的共情和对进一步探索的开放态度。请注意，当事人应该谨慎地只谈论他们愿意分享的话题。

技术标准
1. 确保问题的非评判性。
2. 问题要聚焦于当事人的体验（包括感觉、知觉、想法、情绪），特别是身体上的体验。
3. 用"怎么"或"什么"来提问，而不是"为什么"或"何时"。
4. 问题能够促进开放式的自我探索和情绪深化。
5. 治疗师使用探索、发现导向的语音语调。

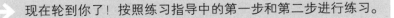 现在轮到你了！按照练习指导中的第一步和第二步进行练习。

请记住：角色扮演的目的是让受训者在使用技术标准且感受真实的情况下，练习如何即兴回应当事人。**本练习的末尾提供了针对每个当事人陈述的治疗师示范回应。在阅读示范之前，受训者应尽可能尝试自己独立回应。**

练习 4 的初阶难度当事人陈述
初阶当事人陈述 1
［**羞耻**］你应该看看她瞟我的那个神态，让我感觉自己很渺小。
初阶当事人陈述 2
［**生气**］我觉得她就是在占我便宜，赤裸裸地利用我！
初阶当事人陈述 3
［**受伤**］他居然打到一半挂我电话，太伤人了。
初阶当事人陈述 4
［**愤怒**］我儿子新交的女朋友很没教养，她真的让我火冒三丈。气死我了！
初阶当事人陈述 5
［**悲伤**］我参加了一个戒酒互助小组，现在我们到了要去道歉的步骤。我们需要写一份名单，就是这些年，因为我酗酒曾经伤害过的人和对我失望的人。我的名单太长了，我不知道我能不能做到。

在进入下一个难度之前评估并调整难度（参见练习指导中的第三步）。

练习 4 的中阶难度当事人陈述
中阶当事人陈述 1
［**痴迷**］我没有办法不想他，很久我都没有这样了。我想这可能填补了某种内心的空虚吧。
中阶当事人陈述 2
［**无价值感**］我觉得自己一无是处。
中阶当事人陈述 3
［**被背叛**］我男朋友太渣了，我不能让自己再爱他了。他这个周末又出轨了！我真的不能再继续爱他了。
中阶当事人陈述 4
［**悲伤**］虽然我父亲已经过世了，可我还是有怨气，我总是控制不住地觉得我们的关系当中少了点什么。
中阶当事人陈述 5
［**绝望**］只要他开始讲话，我就感觉我一句话也插不进来，最后只能放弃，就闭嘴了。
中阶当事人陈述 6
［**不确定**］我只是希望我的父亲能明白我的感受，至少偶尔能看我一眼。可是他没有，我就觉得胃里又空虚、又翻腾。

> 🤚 在进入下一个难度之前评估并调整难度（参见练习指导中的第三步）。

练习 4 的高阶难度当事人陈述
高阶当事人陈述 1
［**非常悲伤**］我简直不能相信她要走，要结束我们已经 25 年的关系！

练习 4 的高阶难度当事人陈述
高阶当事人陈述 2
[**困惑**] 我今天感觉又困惑又难受。我都不知道我到底是什么感觉，也不知道从何谈起。
高阶当事人陈述 3
[**男子气概**] 我父亲以前是军人，他教育我，只有弱者才谈感受。
高阶当事人陈述 4
[**羞愧**] 我觉得没人知道我这个感受，我一定有点什么问题，我觉得自己已经烂透了。

> 评估并调整难度（参见练习指导中的第三步）。如果适当的话，请按照指导将练习变得更具挑战性（参见附录 A）。

治疗师回应示例：探索式提问

请记住：在阅读示范之前，受训者应尝试自己即兴回应。**不要逐字阅读以下回应，除非你自己无法做出回应！**

对练习 4 初阶难度当事人陈述的回应示范
对初阶陈述 1 的回应示范
对，感到自己微不足道。你可以把注意力转移到你的身体上吗？你的胸部或胃部，当你感到自己微不足道时，那里有什么感受？
对初阶陈述 2 的回应示范
对，被利用了。当你这么想的时候，你的身体有什么感觉？

对练习 4 初阶难度当事人陈述的回应示范
对初阶陈述 3 的回应示范
嗯，你感到被忽视和受伤。当你说到这些的时候，你能感觉到这种感受在你身体的哪个部位吗？
对初阶陈述 4 的回应示范
你能想象你儿子的女朋友坐在你面前，并告诉她你有多讨厌她吗？
对初阶陈述 5 的回应示范
嗯，有那么多人。（停顿）让你感觉最糟的是什么？

对练习 4 中阶难度当事人陈述的回应示范
对中阶陈述 1 的回应示范
内心的那种空虚是什么？
对中阶陈述 2 的回应示范
好像很深的一无所有的感觉。当你说到这里的时候，你感觉它在你身体的什么地方？把手放在那儿，它在说什么？
对中阶陈述 3 的回应示范
你很难不去爱他。你感觉从这段关系中得到了什么，让放弃变得那么难？
对中阶陈述 4 的回应示范
你最怀念父亲的什么？
对中阶陈述 5 的回应示范
你干脆就闭嘴了。让我们看看是怎么回事。你是怎么让自己闭嘴的？你身体的哪一部分让你感觉你想闭嘴了？
对中阶陈述 6 的回应示范
让我们试着跟这个感觉待一会儿，关注一下。这种翻腾、空虚的感觉在表达什么？"我很受伤"还是什么？

对练习 4 高阶难度当事人陈述的回应示范
对高阶陈述 1 的回应示范
眼泪很重要，让我们留意一下。如果眼泪在说话，那它们在说什么？"我很难过""我想她"？
对高阶陈述 2 的回应示范
听起来很糟。让我们试试把注意力放在你的身体上，看看身体会不会告诉我们一些什么？感觉一下你的胸口、胃？要是需要的话，可以把手放在那儿，也可以不放，看看能不能感觉到些什么？从这些地方入手，看看有没有什么想谈的？你试着感觉的时候，有没有什么东西冒出来？
对高阶陈述 3 的回应示范
当你告诉我你父亲以前是个军人的时候，你心里面有什么感觉？
对高阶陈述 4 的回应示范
你觉得自己已经烂透了。当你看着我跟我说这个的时候，你感觉到了什么？

第 7 章

练习 5：提供情绪聚焦疗法的原理

准备

1. 阅读第 2 章中的说明。

2. 附录 A 中的刻意练习反应评估表。

技术描述

技术难度等级：中阶

解释 EFT 的治疗原理是治疗师在治疗的不同阶段都可能会使用的基本技能。这个技术有助于建立治疗关系，制订治疗计划。在当事人问起"EFT 是如何起效的""用什么方法""会发生什么"时，治疗师就可以使用这一项技能予以回复。和 EFT 框架中的多数技术一样，解释治疗原理这一技术也是在整个治疗过程中根据每时每刻的情况来使用的。该技术不仅仅用于治疗初期，还用于解释对任何治疗任务的疑问，比如为什么要探索痛苦情绪、椅子对话有什么价值。

治疗师提供情绪聚焦疗法的治疗原理示例

示例 1

当事人：［好奇］能跟我说说你的治疗方法吗？

治疗师：当然。在我们的会谈中，我们会一起探索你的情绪，讨论你对事物的感受，解决一些问题，帮助你选择最适合你的行动。

示例 2

当事人：［好奇］心理治疗是怎么起效的？

治疗师：心理治疗可以帮你探索什么东西对你是不管用的。我们的最终目标是帮你转化困扰你的情绪，这样你会感觉好一点。

示例 3

当事人：［怀疑］我不确定谈论我的感受有什么用。

治疗师：这是一个常见的担忧，我很高兴你能跟我分享这一点。你看，从本质上讲，感受给了我们很多重要的信息，当我们能够自然地体验和表达感受时，我们通常能够更好地满足我们的需要。

练习指导

第一步：角色扮演并反馈

- 当事人说出第一个初阶难度的当事人陈述，治疗师根据技术标准做出**即兴**回应。
- 训练者（没有训练者则由当事人）根据技术标准提供**简短**的反馈。
- 当事人重复刚才的陈述，治疗师再次做出即兴回应。训练者（或当事人）给予简短的反馈。

第二步：重复

- 重复第一步，直到完成所有**当前难度等级**（初阶、中阶、高阶）的陈述。

第三步：评估并调整难度等级

- 治疗师利用刻意练习反应评估表（见附录 A）来决定是否调整难度等级。

第四步：重复

- 重复第一至第三步至少 15 分钟。
- 交换角色。

技能标准

1. 承认当事人的体验。
2. 解释为什么我们要聚焦在情绪上。
3. 重新用与情绪相关的词语来表述问题。

→ 现在轮到你了！按照练习指导中的第一步和第二步进行练习。

　　请记住：角色扮演的目的是让受训者在使用技术标准且感受真实的情况下，练习如何即兴回应当事人。**本练习的末尾提供了针对每个当事人陈述的治疗师示范回应。在阅读示范之前，受训者应尽可能尝**

试自己独立回应。

练习 5 的初阶难度当事人陈述
初阶当事人陈述 1
［**好奇**］能跟我说说你的治疗方法吗？
初阶当事人陈述 2
［**好奇**］谈我的感受为什么会让我好起来？
初阶当事人陈述 3
［**好奇**］心理治疗是怎么起效的？
初阶当事人陈述 4
［**好奇**］我以前从来没咨询过，我要说点什么？
初阶当事人陈述 5
［**好奇**］我从来没做过心理治疗，我要跟你讲我的过去吗？

> 在进入下一个难度之前评估并调整难度（参见练习指导中的第三步）。

练习 5 的中阶难度当事人陈述
中阶当事人陈述 1
［**怀疑**］我不确定谈论我的感受有什么用。
中阶当事人陈述 2
［**有期待的**］朋友圈里的别人都总是很乐观、很积极、很正能量，我也想要变成那样。你能帮我吗？
中阶当事人陈述 3
［**怀疑**］如果我一直在说悲伤或者愤怒的感觉，我岂不是要变得更糟了？

练习 5 的中阶难度当事人陈述
中阶当事人陈述 4
［**怀疑**］感受都是不理性的，一直谈这些岂不是更不好了？
中阶当事人陈述 5
［**羞耻**］我一直这么痛苦，走不出来，其实让我觉得有点丢人，而且我担心在这里会哭出来，还停不下来。我觉得我哭的时候很丑。

✋ 在进入下一个难度之前评估并调整难度（参见练习指导中的第三步）。

练习 5 的高阶难度当事人陈述
高阶当事人陈述 1
［**非常怀疑**］我觉得这一套对我不管用。我的情绪就是问题的一部分，我想让你帮我减少一点情绪。
高阶当事人陈述 2
［**非常怀疑**］你怎么保证如果我回到痛苦情绪里面之后，我会变好？我的经验是，只要进去之后，就是一筹莫展，感觉更糟。这次怎么就会不一样呢？
高阶当事人陈述 3
［**害怕**］我以前也做过心理治疗，我上一个治疗师让我讲我过去的创伤。我怎么确定你能保证我的安全？
高阶当事人陈述 4
［**自责**］我讨厌控制不了自己情绪的感觉，会让我变得软弱。我想要控制我的感受，这样我才有力量。你能帮我吗？

练习 5 的高阶难度当事人陈述
高阶当事人陈述 5
[**困惑**] 我的医生跟我说我火气太大。我要是真生气了，我甚至会失控打人。我这种人探索情绪真的安全吗？我不是应该要摆脱我的愤怒吗？

> ✋ 评估并调整难度（参见练习指导中的第三步）。如果适当的话，请按照指导将练习变得更具挑战性（参见附录 A）。

治疗师回应示例：提供情绪聚焦疗法的原理

请记住：在阅读示范之前，受训者应尝试自己即兴回应。**不要逐字阅读以下回应，除非你自己无法做出回应！**

对练习 5 初阶当事人陈述的回应示范
对初阶当事人陈述 1 的回应示范
当然。在我们的会谈里，我们会一起探索你的情绪，讨论你对事物的感受，解决一些问题，并帮你选择最适合你的行动。
对初阶当事人陈述 2 的回应示范
讨论你的感受，可以帮助你理解这些感受在告诉你什么，然后你就可以找出你需要什么。
对初阶当事人陈述 3 的回应示范
心理治疗可以帮你探索什么没用，我们的最终目标是帮你转化困扰你的情绪，这样你会感觉好一点。

对练习 5 初阶当事人陈述的回应示范
对初阶当事人陈述 4 的回应示范
我希望让你决定我们关注什么。也许你可以花点时间，看看里面，此刻最紧迫的是什么？
对初阶当事人陈述 5 的回应示范
也许你可以先说说是发生了什么促使你来的，或者你现在坐在这里有什么东西涌上心头吗？我确实对你的过去感兴趣，而且我们迟早会谈到的。

对练习 5 中阶当事人陈述的回应示范
对中阶当事人陈述 1 的回应示范
这是一个常见的担忧，我很高兴你能跟我分享这一点。你看，本质上讲，感受给了我们很多重要的信息，当我们能够自然地体验和表达感受时，我们通常能够更好地满足我们的需要。
对中阶当事人陈述 2 的回应示范
好像你周围的人都很快乐。让你感觉很难过吧。我们可以通过聚焦那些让你失望的事情，然后试着做一点改变，以找到内在的满足感。
对中阶当事人陈述 3 的回应示范
有时候谈起这些难受的感觉会感觉更差，但有时候会感觉更好。跟别人说说这些是有帮助的，这样你就不会感到孤立无援，也就不用独自面对这些了。
对中阶当事人陈述 4 的回应示范
我知道有时候我们都觉得感觉没什么意义，但实际上感觉很重要。通过倾听你内心世界的声音，我们可以一起努力找出哪些是你想听从的，哪些是对你没有帮助的。没有帮助的内心声音是我们想要转变的。

对练习 5 中阶当事人陈述的回应示范

对中阶当事人陈述 5 的回应示范

听上去是一段很难的经历。好像不知道为什么，你觉得你的悲伤和眼泪是丑陋的。实际上，我认为它们是重要的、需要倾听的。还有，心理治疗是一个你可以哭出来的地方，我想这就是我们要在这里一起做的事情。

对练习 5 高阶当事人陈述的回应示范

对高阶当事人陈述 1 的回应示范

我知道，你的经历告诉你说情绪是危险的、是混乱的。我们将在这里探索你的感受，但是以一种你之前没试过的方式。现在我们的探索将能够帮我们了解你错失了什么、你需要什么。而且，我全程都跟你在一起。

对高阶当事人陈述 2 的回应示范

谢谢你能提出这个问题，这很重要，不只是你，很多人都有这种感觉。也许我可以跟你说说情绪在什么时候是对健康有益的。情绪会提示我们还缺少什么，这样就能够激发和帮助我们去满足自己的需求。例如，悲伤告诉你，你失去了重要的东西，然后可以允许自己放手，再去寻找新的东西。愤怒在你被侵犯时帮你设定界限，并让你感到自己是有价值的。孤独告诉你，你想要获得联结感，而且会鼓励你主动与人联络。焦虑和恐惧告诉你，你感觉到不安全，需要被保护。所以，情绪通常会告诉我们有什么需要，帮助我们满足需求，帮我们记住那些重要的事情，帮助我们建立联系。不知道我说清楚了没有？

对高阶当事人陈述 3 的回应示范

我知道提起过去的创伤会很难。我们要慢一点，找到你觉得舒服的节奏。我确实认为能在安全的环境下回忆过去发生的事情，并处理那些感受很重要。这样，你来找到让你觉得舒服的步伐，也由你来决定去哪儿，走多远，如何？

对练习 5 高阶当事人陈述的回应示范

对高阶当事人陈述 4 的回应示范

嗯，当你觉得失控的时候感觉非常痛苦。这听起来确实让你感觉很软弱。我不觉得控制情绪会让你变得强大，但我们可以一起探索看看。在很多方面，我觉得能够允许自己的感受出现才是强大的表现。这样，你就可以自由选择什么时候表达。我们可以讨论一下。你觉得如何？

对高阶当事人陈述 5 的回应示范

我觉得我们需要更进一步地看看你的愤怒。打人不是什么好事，我也同意我们要解决这个问题。也许我们可以考虑一些策略，帮你控制好愤怒。同样重要的是，我们还要看看是什么在推动这些愤怒，是什么藏在愤怒里面。有时候，理解愤怒里面到底藏了什么感受会有所帮助。这种更深层次的调整可以帮助你真正地控制愤怒。

第 8 章

练习 6：共情探索

准备

1. 阅读第 2 章中的说明。

2. 附录 A 中的刻意练习反应评估表。

技术描述

技术难度等级：中阶

治疗师进入到当事人的参考系中，试着理解并反映当事人当前的体验，并探索其体验的边缘。这个边缘可能在当事人的意识层面，但是在某种临界状态，是当事人不能完全意识到的。探索的目标是，通过聚焦于尚未具象的体验信息，促成新的整合，并创造新的意义。

这项技术还具备一种合作探索的品质，即治疗师与当事人一起寻找准确的象征。治疗师使用探索性的、试探性的态度来帮助当事人探索他们的体验的边缘。回应是为了帮助当事人从不同的角度展开和阐明他们的体验，包括那些之前没有意识到的体验的部分。治疗师应该使用探索式的声音和协作、探索的风格展开共情探索。这些干预的目的是唤起体验和深化情绪。

有关不同共情技术之间差异的说明和示例，请参阅附录 B。

治疗师使用共情探索的示例

示例 1

当事人： ［困惑 / 迷茫］我感觉很迷茫，人生没有目标，不知道该往哪个方向走。

治疗师： 感到如此迷茫，人生没有意义，并且有一种想要前进却不知道怎么前进的感觉。

示例 2

当事人： ［愤怒］我老公简直气死我了，有时候我真想掐死他！

治疗师： 他让你如此地生气，甚至是暴怒。

示例 3

当事人：［非常悲伤］我的父母去年都去世了，我很难走出来。

治疗师：感觉一定很糟，很难过……难以承受。

练习指导
第一步：角色扮演并反馈
• 当事人说出第一个初阶难度的当事人陈述，治疗师根据技术标准做出**即兴**回应。 • 训练者（没有训练者则由当事人）根据技术标准提供**简短**的反馈。 • 当事人重复刚才的陈述，治疗师再次做出即兴回应。训练者（或当事人）给予简短的反馈。
第二步：重复
• 重复第一步，直到完成所有**当前难度等级**（初阶、中阶、高阶）的陈述。
第三步：评估并调整难度等级
• 治疗师利用刻意练习反应评估表（见附录 A）来决定是否调整难度等级。
第四步：重复
• 重复第一至第三步至少 15 分钟。 • 交换角色。

练习 6 的可选变体

在练习的最后一轮，当事人用自己现实生活中对其情绪具有挑战性的事件当作陈述的材料，治疗师尝试多种共情探索的回应。然后，当事人可以告诉训练者他们是否感受到了治疗师的共情，以及是否感受到被邀请进行更深入的探索。请注意，当事人应该谨慎地只谈论他们愿意分享的话题。

技术标准
1. 治疗师运用一种试探性的、探索的语气，帮助当事人探索其体验的边缘和临界区。
2. 治疗师采用柔和的声音，将当事人的体验导向可及的边缘。
3. 治疗师使用发现导向的、探索的、合作的风格。
4. 治疗师深化情绪，或阐明意义和情绪基调。

➡ 现在轮到你了！按照练习指导中的第一步和第二步进行练习。

请记住：角色扮演的目的是让受训者在使用技术标准且感受真实的情况下，练习如何即兴回应当事人。**本练习的末尾提供了针对每个当事人陈述的治疗师示范回应。在阅读示范之前，受训者应尽可能尝试自己独立回应。**

练习 6 的初阶难度当事人陈述
初阶当事人陈述 1
［**困惑/迷茫**］我感觉很迷茫，人生没有目标，不知道该往哪个方向走。
初阶当事人陈述 2
［**愤怒**］我老公简直气死我了，有时候我真想掐死他！
初阶当事人陈述 3
［**害怕**］前几天我在超市里把我女儿弄丢了。等 10 分钟以后我找到她的时候，看见她哭得撕心裂肺的。这种感觉太可怕了！

练习 6 的初阶难度当事人陈述

初阶当事人陈述 4

［**非常悲伤**］我的父母去年都去世了，我很难走出来。

初阶当事人陈述 5

［**兴奋**］我最近开始跟一个男生约会。他超棒、超级可爱，但我对他就是有点不放心……我也不知道为什么！

 在进入下一个难度之前评估并调整难度（参见练习指导中的第三步）。

练习 6 的中阶难度当事人陈述

中阶当事人陈述 1

［**羞愧**］这真是一段特别痛苦的关系。他对我很不好。我把一切都给了他，可他带走了我的一切。

中阶当事人陈述 2

［**难受**］我很爱我老婆，但她最近搞出来一些奇怪的习惯。我不知道我该做点什么。

中阶当事人陈述 3

［**不信任**］我的上一个治疗师，就因为我失约一次，就不肯再见我了。这让我觉得很难再相信任何治疗师。我是说，我今天就算是来了，但是……

中阶当事人陈述 4

［**困惑／超脱**］我不是一个很情绪化的人，也没有太多的感觉。我不知道我能说点什么。

在进入下一个难度之前评估并调整难度（参见练习指导中的
第三步）。

练习 6 的高阶难度当事人陈述
高阶当事人陈述 1
［**迷糊**］我现在感觉怪怪的……嗯……感觉完全雾蒙蒙的，很模糊……哦……有一点热热的感觉，像气球飘起来了……这正常吗？我会不会有危险？
高阶当事人陈述 2
［**惭愧**］你这么自信又这么好，我就是一团糟。你怎么会想要帮我？为什么我就不能像你一样做个正常人、健康的人？
高阶当事人陈述 3
［**调情**］我觉得我有点喜欢你了，可以吗？
高阶当事人陈述 4
［**困惑**］我不知道我为什么还不分手。明显我对他没那么重要，他身边有更重要的人。
高阶当事人陈述 5
［**防备**］你问我现在的感觉怎么样？我知道了，一旦我告诉你什么，你就会把我留下住院。我不能再在医院待一个月了。所以，回答你的问题，我感觉挺好的，谢谢关心。

评估并调整难度（参见练习指导中的第三步）。如果适当的话，请按照指导将练习变得更具挑战性（参见附录 A）。

治疗师回应示范：共情探索

请记住：在阅读示范之前，受训者应尝试自己即兴回应。**不要逐字阅读以下回应，除非你自己无法做出回应！**

对练习 6 初阶难度当事人陈述的回应示范
对初阶陈述 1 的回应示范
感觉到迷茫，没有意义，有一种想要前进但却不知道该怎么做的感觉。
对初阶陈述 2 的回应示范
他真的让你很生气，甚至是暴怒。
对初阶陈述 3 的回应示范
这种恐惧太可怕了，即便现在回想起来，内心感觉还是糟糕极了。
对初阶陈述 4 的回应示范
感觉那么艰难，那么悲伤，几乎是一种难以承受的感觉。
对初阶陈述 5 的回应示范
所以，你很兴奋，但同时，有些东西让你感觉不太对头。

对练习 6 中阶难度当事人陈述的回应示范
对中阶陈述 1 的回应示范
在你付出了一切之后他还这么对待你，让你感到很沮丧、很低落。
对中阶陈述 2 的回应示范
所以，你真的很爱她，可是她最近做的一些奇怪的事让你感觉很不舒服。
对中阶陈述 3 的回应示范
听起来上一位治疗师让你体验很差，所以你真的不太确定自己能不能敞开心扉跟我分享？

对练习 6 中阶难度当事人陈述的回应示范

对中阶陈述 4 的回应示范

所以，你甚至很难搞清楚感受是指什么，这让你不确定自己要在这里说些什么……就好像，"我该从哪开始？"

对练习 6 高阶难度当事人陈述的回应示范

对高阶陈述 1 的回应示范

听起来是很可怕的感觉，我不觉得你有危险，但是你感觉很奇怪、很模糊，好像你在飘，这些让你怀疑自己是不是还正常。[停顿]尽管听起来可能很难，但我们能不能试着停在这个感觉上多感受一会儿？

对高阶陈述 2 的回应示范

所以，在你看来，我似乎什么都有。但你却一直在挣扎。我想向你保证，我确实想找到一种方法来帮助你。所以，你想要让你的内心感觉良好，但实际上你现在感觉一团糟。

对高阶陈述 3 的回应示范

所以，你想知道喜欢我是不是正常的，以及我会怎么反应……我感到受宠若惊，而且我很高兴你能告诉我这些，也许你可以多谈谈你的恐惧？

对高阶陈述 4 的回应示范

所以，他这么对你，你甚至很难理解自己为什么还不离开，但你就是留下来了……好像这里有什么重要的东西是你一定要抓住的。

对高阶陈述 5 的回应示范

嗯，我听到你很不想住院，我们也确实要尽量避免必须住院的情况。你想要更安全一点，所以说你感觉挺好，但也许我们可以探索一下"感觉挺好"对你来说是个什么感觉。我想这个"挺好"里面可能有很多其他的感觉。

第 9 章

练习 7：共情唤起

准备

1.阅读第 2 章中的说明。

2.附录 A 中的刻意练习反应评估表。

技术描述

技术难度等级：中阶

本练习当中的共情回应主要目的在于唤起当事人的情绪。具体来说，通过生动的形象、详尽的描绘、类比或隐喻这类方法，将体验变得鲜活。这种回应也可能通过声音的质感或戏剧化的表达将体验带入意识层面。共情唤起的一种形式是治疗师用戏剧化的言语，就好像他们是当事人一样。治疗师跟随当事人传递的信息中的最深刻的部分进行工作，不管这种深刻是通过言语、面部表情还是肢体语言传达的。

有关不同共情技术之间差异的说明和示例，请参阅附录 B。

治疗师使用共情唤起的示例

示例 1

当事人：［羞愧］你应该看看她瞟我的那个神态，让我感觉自己很渺小。

治疗师：对，那么渺小，好像你根本不在那里，可以消失一样。

示例 2

当事人：［愤怒］我儿子在跟一个很没有教养的姑娘约会，她能把我气死！

治疗师：哪怕就是看她一眼，就能让你气到爆炸。

示例 3

当事人：［痴迷］我太爱他了，根本没办法思考别的事情。

治疗师：你一下子就坠入爱河了，你的世界都被照亮了——其他的一切都不重要了。

练习指导

第一步：角色扮演并反馈

- 当事人说出第一个初阶难度的当事人陈述，治疗师根据技术标准做出**即兴**回应。
- 训练者（没有训练者则由当事人）根据技术标准提供**简短**的反馈。
- 当事人重复刚才的陈述，治疗师再次做出即兴回应。训练者（或当事人）给予简短的反馈。

第二步：重复

- 重复第一步，直到完成所有**当前难度等级**（初阶、中阶、高阶）的陈述。

第三步：评估并调整难度等级

- 治疗师利用刻意练习反应评估表（见附录 A）来决定是否调整难度等级。

第四步：重复

- 重复第一至第三步至少 15 分钟。
- 交换角色。

练习 7 的可选变体

在练习的最后一轮，当事人用自己现实生活中对其情绪具有挑战性的事件当作陈述材料，治疗师尝试共情唤起。然后，当事人可以告诉训练者他们是否感受到了治疗师的共情，以及体验是否得到了深化或唤起。请注意，当事人应该谨慎地只谈论他们愿意分享的话题。

技术标准
1. 治疗师用有内涵的语言来捕捉感受和意义。
2. 治疗师强化当事人诉说的内容和意义。
3. 治疗师使用能够唤起情绪的、柔和的声音和态度。
4. 治疗师使用生动的语言、戏剧性或有表现力的方式、隐喻或类比一类的修辞。
5. 治疗师跟随当事人信息中的最深刻的部分。

> 现在轮到你了！按照练习指导中的第一步和第二步进行练习。

　　请记住：角色扮演的目的是让受训者在使用技术标准且感受真实的情况下，练习如何即兴回应当事人。**本练习的末尾提供了针对每个当事人陈述的治疗师示范回应。在阅读示范之前，受训者应尽可能尝试自己独立回应。**

练习 7 的初阶难度当事人陈述
初阶当事人陈述 1
［**羞愧**］你应该看看她瞟我的那个神态，让我感觉自己很渺小。
初阶当事人陈述 2
［**生气**］我觉得她就是在占我便宜，赤裸裸地利用我！
初阶当事人陈述 3
［**气愤**］我特别讨厌我老婆说我酗酒。她指控我喝酒，自己却又在那里吸兴奋剂。
初阶当事人陈述 4
［**愤怒**］我儿子在跟一个很没有教养的姑娘约会，她能把我气死！
初阶当事人陈述 5
［**悲伤**］我参加了一个戒酒互助小组，现在我们到了要去道歉的步骤。我们需要写一份名单，就是这些年因为我酗酒曾经伤害过的人和对我失望的人。我的名单太长了，我不知道我能不能做到。

✋ 在进入下一个难度之前评估并调整难度（参见练习指导中的
第三步）。

练习 7 的中阶难度当事人陈述
中阶当事人陈述 1
［痴迷］我太爱他了，根本没办法思考别的事情。
中阶当事人陈述 2
［无价值感］我觉得自己一无是处。
中阶当事人陈述 3
［被背叛］我男朋友太渣了，我不能让自己再爱他了。他这个周末又出轨了，我真的不能再继续爱他了！
中阶当事人陈述 4
［痴迷］我很爱我的女朋友。无论我做什么她都在我身边。我甚至可以睡别的姑娘！她简直就是个完美的女朋友。
中阶当事人陈述 5
［绝望］只要他开始讲话，我就感觉我一句话也插不进来，最后只能放弃，就闭嘴了。
中阶当事人陈述 6
［羞耻］我只是希望我的父亲能明白我的感受，至少偶尔能看我一眼。可是他没有，我就觉得胃里又空虚、又翻腾。

✋ 在进入下一个难度之前评估并调整难度（参见练习指导中的
第三步）。

练习 7 的高阶难度当事人陈述

高阶当事人陈述 1

［**否认**］一切都很完美。上周我女朋友离开的时候，我有想自杀的感觉。但昨天当她发现我的感受有多糟糕以后就回来了。我觉得现在没事了。也许我们的治疗可以停了？

高阶当事人陈述 2

［**困惑**］我今天感觉又困惑又难受。我都不知道我到底是什么感觉，也不知道从何谈起。

高阶当事人陈述 3

［**男子气概**］我父亲以前是军人，他教育我，只有弱者才谈感受。

高阶当事人陈述 4

［**羞愧**］我觉得没人知道我是这种感受，我内心深处一定有什么问题，我觉得我烂到根了。

高阶当事人陈述 5

［**不信任**］我晓得你不能把咨询记录给任何人看。如果你背叛我，我就去执照委员会举报你。

✋ 评估并调整难度（参见练习指导中的第三步）。如果适当的话，请按照指导将练习变得更具挑战性（参见附录 A）。

治疗师回应示范：共情唤起

请记住：在阅读示范之前，受训者应尝试自己即兴回应。**不要逐字阅读以下回应，除非你自己无法做出回应！**

对练习 7 初阶难度当事人陈述的回应示范
对初阶陈述 1 的回应示范
嗯，那么渺小，好像你根本不在那里，消失了一样。
对初阶陈述 2 的回应示范
你感觉自己被玩弄于股掌之中，像她手里的溜溜球一样被操纵。
对初阶陈述 3 的回应示范
听到她指责你酗酒，感觉就像用刀扎在你身上一样。
对初阶陈述 4 的回应示范
光是看她一眼，你就会气到爆炸！
对初阶陈述 5 的回应示范
好像是一张有一千米那么长的清单，根本就数不清楚，很悲伤。就像"我要从哪儿开始呢"。

对练习 7 中阶难度当事人陈述的回应示范
对中阶陈述 1 的回应示范
你一下子就坠入爱河了，你的世界都被照亮了——其他的一切都不重要了。
对中阶陈述 2 的回应示范
就像"我觉得我什么都不是""我不配活着"，就想要钻到地缝里。
对中阶陈述 3 的回应示范
你感到自己被背叛了、被利用了，这个感觉好像在说"这里就是我的底线了"。
对中阶陈述 4 的回应示范
好像这段关系是最完美的关系。就像没什么限制，随便怎么走都不会撞墙。
对中阶陈述 5 的回应示范
是，你就像手风琴一样把自己合上了。（治疗师瘫靠到椅背上，长叹一口气）"有什么意义呢？算了"。

对练习 7 中阶难度当事人陈述的回应示范
对中阶陈述 6 的回应示范
当你想象他转身离开，你会感到胃里有一种翻腾的感觉。

对练习 7 高阶难度当事人陈述的回应示范
对高阶陈述 1 的回应示范
当一切都还可以的时候，感觉就像已经把血止住了，但我猜下面的伤口真的很深。①
对高阶陈述 2 的回应示范
嗯，就乱成一团，像陷入泥潭一样……甚至不知道接下来要打开哪扇门。
对高阶陈述 3 的回应示范
所以，你听到父亲的话在耳边响起……只有弱者才谈感受……
对高阶陈述 4 的回应示范
就好像你有一块漂亮的亚麻布，但不知道为什么，上面散布着黑点。你使尽了浑身解数，也无法清理干净，也摆脱不掉。
对高阶陈述 5 的回应示范
听上去，好像你曾经受过伤害，背叛的伤痕很深很深。

---

① 诸如"我想自杀"之类的表达可能反映了一种感觉的表达，而不是伤害自己的意图。然而，治疗师需要获得当事人大量的背景信息来确定其自杀意图。受训者应为有自杀自伤风险的当事人寻求密切的督导。如果当事人有自杀风险，治疗师应考虑聚焦于自杀的治疗，例如自杀的合作性评估与管理（https://cams-care.com）。

第 10 章

练习 8：共情猜测

准备

1. 阅读第 2 章中的说明。

2. 附录 A 中的刻意练习反应评估表。

技术描述

技术难度等级：中阶

在这项技能中，治疗师试图通过猜测、推测或直觉了解到的当事人尚未表达出来的感受来推动当事人的探索。治疗师帮助当事人形成新的意义，或将尚未表达的内容表达出来。共情猜测只能基于当事人当前的感受内容进行推测。这个猜测是治疗师根据当事人的声音、面部表情和肢体语言所做出的推断。

需要说明的是，共情猜测是使用当事人的参考系（例如，"我觉得你可能会感到……")。治疗师在使用该回应时，不应采取权威的或"我更了解"的立场或态度，而应明确表示他们只是在猜测。治疗师应该对猜测保持谨慎，如果当事人表示不同意或维护自己，则需要撤回猜测。共情猜测猜的是内在体验，而不是心理遗传因素或行为模式。

共情猜测与共情探索不同。在共情探索中，治疗师试图探索当事人已经表达出来的体验的边缘。在共情猜测中，治疗师在假设或猜测尚未表达的体验，这些都是藏在已经表达的体验之后的那部分。尽管这两种回应都是从询问或是"不知"的视角而来，但共情猜测是对当事人没有明说的内容的推测。

有关不同共情技术之间差异的说明和示例，请参阅附录 B。

治疗师使用共情猜测的示例

示例 1

当事人：［羞愧］你应该看看她瞟我的那个神态，让我感觉自己很渺小。

治疗师：我想象那是种怒火中烧的感觉……感觉被看不起，很受伤。

示例 2

当事人：[生气] 我觉得她就是在占我便宜，赤裸裸地利用我！

治疗师：我猜你觉得被利用了，我不知道，你可能很愤怒，无法平息，愤愤不平，就好像这一切都被当成理所当然一样，内心很受伤。

示例 3

当事人：[愤怒] 我儿子新交的这个女朋友特别粗鲁！她真的让我火冒三丈。

治疗师：她对待你的方式让你很生气，我猜你觉得自己被拒绝了！

练习指导
第一步：角色扮演并反馈
• 当事人说出第一个初阶难度的当事人陈述，治疗师根据技术标准做出**即兴**回应。 • 训练者（没有训练者则由当事人）根据技术标准提供**简短**的反馈。 • 当事人重复刚才的陈述，治疗师再次做出即兴回应。训练者（或当事人）给予简短的反馈。
第二步：重复
• 重复第一步，直到完成所有**当前难度等级**（初阶、中阶、高阶）的陈述。
第三步：评估并调整难度等级
• 治疗师利用刻意练习反应评估表（见附录 A）来决定是否调整难度等级。

练习指导
第四步：重复
• 重复第一至第三步至少 15 分钟。 • 交换角色。

练习 8 的可选变体

在练习的最后一轮，当事人用自己现实生活中对其情绪具有挑战性的事件作为陈述材料，治疗师尝试共情猜测。然后，当事人可以告诉训练者他们是否感受到了治疗师的共情，是否感到被鼓励进行更深层次的探索。请注意，当事人应该谨慎地只谈论他们愿意分享的话题。

技术标准
1. 回应要针对当事人尚未说出的或尚未意识到的体验或含义，探索其背后的内容。 2. 回应的目的是深化情绪或精细化探索。 3. 本回应不是一个隐秘的诠释，不是要解释为什么，或将过去与现在的体验联系起来。 4. 本回应来自治疗师的参考框架，是治疗师的直觉。 5. 回应是试探性的，是关于当下的体验的。

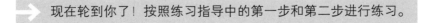

现在轮到你了！按照练习指导中的第一步和第二步进行练习。

请记住：角色扮演的目的是让受训者在使用技术标准且感受真实

的情况下，练习如何即兴回应当事人。**本练习的末尾提供了针对每个当事人陈述的治疗师示范回应。在阅读示范之前，受训者应尽可能尝试自己独立回应。**

练习 8 的初阶难度当事人陈述
初阶当事人陈述 1
［羞愧］你应该看看她瞟我的那个神态，让我感觉自己很渺小。
初阶当事人陈述 2
［生气］我觉得她就是在占我便宜，赤裸裸地利用我！
初阶当事人陈述 3
［气愤］我特别讨厌我老婆说我酗酒。她指控我喝酒，自己却又在那吸兴奋剂。
初阶当事人陈述 4
［愤怒］我儿子新交的这个女朋友特别粗鲁！她真的让我火冒三丈。
初阶当事人陈述 5
［悲伤］我参加了一个戒酒互助小组，现在我们到了要去道歉的步骤。我们需要写一份名单，就是这些年我因为酗酒曾经伤害过的人和对我失望的人。我的名单太长了，我不知道我能不能做得到。

 在进入下一个难度之前评估并调整难度（参见练习指导中的第三步）。

练习 8 的中阶难度当事人陈述
中阶当事人陈述 1
［**痴迷**］我太爱他了，根本没办法思考别的事情。

练习 8 的中阶难度当事人陈述
中阶当事人陈述 2
［**无价值感**］有时候，我就是不喜欢自己。
中阶当事人陈述 3
［**被背叛**］我男朋友太渣了，他这个周末又出轨了！我真的不能再爱他了。
中阶当事人陈述 4
［**痴迷**］我很爱我的女朋友，无论我做什么她都在我身边。我甚至可以睡别的姑娘！我真的不知道我为什么会想要远离她。

✋ 在进入下一个难度之前评估并调整难度（参见练习指导中的第三步）。

练习 8 的高阶难度当事人陈述
高阶当事人陈述 1
［**绝望**］只要我男朋友开口讲话，我就一句话也插不进去，最后只能放弃，就闭嘴了。
高阶当事人陈述 2
［**陷入困境**］我不知道为什么我不直接终止这段关系。我认为这是自我毁灭，但我就是走不出来。
高阶当事人陈述 3
［**否认**］一切都很完美。上周我女朋友离开的时候，我有想自杀的感觉。但昨天当她发现我的感受有多糟糕以后就回来了。我觉得现在没事了。也许我们的治疗可以停了？

练习 8 的高阶难度当事人陈述
高阶当事人陈述 4
［**困惑**］我今天感觉又困惑又难受。我都不知道我到底是什么感觉，也不知道从何谈起。
高阶当事人陈述 5
［**男子气概**］我父亲以前是军人，他教育我，只有弱者才谈感受。

> 评估并调整难度（参见练习指导中的第三步）。如果适当的话，请按照指导将练习变得更具挑战性（参见附录 A）。

治疗师回应示范：共情猜测

请记住：在阅读示范之前，受训者应尝试自己即兴回应。**不要逐字阅读以下回应，除非你自己无法做出回应！**

对练习 8 初阶难度当事人陈述的回应示范
对初阶陈述 1 的回应示范
我想象那是种怒火中烧的感觉……感觉被看不起，很受伤。
对初阶陈述 2 的回应示范
我猜你觉得被利用了，我不知道，可能很愤怒，无法平息，愤愤不平，就好像这一切都被当成理所当然一样，内心很受伤。
对初阶陈述 3 的回应示范
所以当她指责你的时候，你很生气，因为这不公平。我猜你觉得自己被批评了，被不公平地对待了。

对练习 8 初阶难度当事人陈述的回应示范
对初阶陈述 4 的回应示范
她对待你的方式让你很生气，我猜你觉得自己被拒绝了！
对初阶陈述 5 的回应示范
好像这种不得不去道歉的事让你觉得自己很脆弱，几乎没有任何保护。

对练习 8 中阶难度当事人陈述的回应示范
对中阶陈述 1 的回应示范
所以，沉浸在这种难以置信的爱的感觉中，我想这触动了你内心深处一直以来的强烈的渴望。
对中阶陈述 2 的回应示范
有一种强烈的"我觉得自己不配，我太糟了"的感觉。
对中阶陈述 3 的回应示范
你觉得被背叛了，特别地愤怒。我想，同时你也感觉到被拒绝，有一种"他为什么不爱我"的感觉。
对中阶陈述 4 的回应示范
一方面，感觉如此完美；但另一方面，又感觉好像有哪里不对。我想这种不安的感觉让你甚至想把她推开。

对练习 8 高阶难度当事人陈述的回应示范
对高阶陈述 1 的回应示范
所以你好像放弃了，不作声了，但实际上你感到被冒犯了，可能内心很生气……
对高阶陈述 2 的回应示范
不知道为什么，你就是想离开，但是又做不到。我想，这里面好像有一种"我好害怕"的感觉。

对练习 8 高阶难度当事人陈述的回应示范
对高阶陈述 3 的回应示范
我想，现在的确感觉还可以，但听起来好像触动了内心深处的一些东西，让你感觉很难继续。^①
对高阶陈述 4 的回应示范
好像不知道从哪开始，我猜，走近你的感觉会让你感觉很害怕。
对高阶陈述 5 的回应示范
所以，你父亲教会你有感受就是软弱。那一定让你感到困惑和难过吧，也许还让你感到愤怒？

---

① 诸如"我想自杀"之类的表达可能反映了一种对感觉的表达，而不是伤害自己的意图。然而，治疗师需要获得当事人大量的背景信息来确定其自杀意图。受训者应为有自杀自伤风险的当事人寻求密切的督导。如果当事人有自杀风险，治疗师应考虑聚焦于自杀的治疗，例如**自杀的合作性评估与管理**（https://cams-care.com）。

第 11 章

练习 9：在强烈情绪情感下保持联结

准备

1. 阅读第 2 章中的说明。

2. 附录 A 中的刻意练习反应评估表。

技术描述

技术难度等级：高阶

EFT 要求治疗师时刻保持在场且与当事人同频的状态，哪怕当事人表现出强烈的情感，如暴怒、极度悲伤、极其恐惧且缺乏安全感、羞愧到无地自容、强烈的性欲望、亲密和喜爱、狂喜或对治疗师的强烈赞赏。尽管对于每位治疗师而言，难点可能有所不同，但是面对这些强烈的情绪对很多治疗师来说都可能很困难。比如一位治疗师可能在当事人愤怒的时候难以保持在场，尤其是当愤怒是指向治疗师本人的时候；而有的治疗师难以面对当事人的悲伤；有的治疗师则处理不了当事人的渴望。治疗师难以面对当事人强烈的情感的原因是各种各样的，包括治疗师自己的情绪历史、文化、个人偏好，等等。

任何受训者都会本能地想回避不舒服的情绪。但是，这样会限制他们作为治疗师的有效性。因此，本技术练习的目标是使受训者能够容纳强烈的情感且保持其治疗师的有效性。练习 1 "治疗师的自我觉察"也是为了达成这个目标，其途径是建立治疗师觉察自己的内在心理过程的内心技能。本练习承接练习 1 的这个过程，帮助治疗师识别并朝向自己想要回避的情绪情感，然后进行恰当的临床干预。也就是说，本技能练习分为内心的（治疗师自己）和人际的（与当事人之间）两个元素。

内心（内在）技能

任务：治疗师先追踪自己的内在体验，并完成刻意练习反应评估表。

目标：秉持耐心和自我关怀，建立起对自己内心敏感领域的自我觉察。

人际（外在）技能

任务：在保持与当事人和他们的内在体验联结的情况下，治疗师试着用之前练习过的任意共情技术或自我表露来回应当事人。

目标：建立起在临床干预时保持在场且与当事人同频的能力。

关于练习 9 的注意事项

在本书所有的练习中，这个练习最有可能引起羞耻、尴尬或自我怀疑。这些反应都很正常，就像运动员在艰苦的训练中汗流不止、气喘吁吁。如果你能够管理这些反应，那么你该往下继续进行。如果羞耻、尴尬或自我怀疑很严重，超过你的控制能力，那么你应该选择简单一点的当事人陈述，或回到更简单的练习中去。

练习指导
第一步：角色扮演并反馈
• 当事人按照脚本来陈述或即兴改动（不需要重复每个字，但要传达脚本的大致内容和语气）。 • 治疗师先花一点时间追踪自己的内在体验。治疗师可以选择将其表露出来，但仅限于治疗师愿意表露的内容。 • 然后治疗师做出**即兴**的临床干预（如共情干预或自我表露）。 • 训练者（或当事人）给出**简短**的反馈。
第二步：重复
• 重复第一步，直到完成所有**当前难度等级**（初阶、中阶、高阶）的陈述。
第三步：评估并调整难度等级
• 治疗师利用刻意练习反应评估表（见附录 A）来决定是否调整难度等级。
第四步：重复
• 重复第一至第三步至少 15 分钟。 • 交换角色。

技术标准
1. 在干预当事人之前，先追踪自己的内在体验。
2. 当你有强烈的冲动想要将当事人推开时，试着自我关怀并保持耐心（训练者需要询问治疗师是否能够做到。请注意，我们的重点在于让治疗师能够做到自我关怀且有耐心——这对很多治疗师来说都是一个挑战，而且是一个需要终生练习的技能）。
3. 试着进行恰当的临床干预，即便想要逃避当事人或者内在体验的冲动很强烈。
4. 注意保护隐私和边界，不要表露那些你不想或不愿表露的内容。

➡️ 现在轮到你了！按照练习指导中的第一步和第二步进行练习。

请记住：角色扮演的目的是让受训者在使用技术标准且感受真实的情况下，练习如何即兴回应当事人。**本练习的末尾提供了针对每个当事人陈述的治疗师示范回应。在阅读示范之前，受训者应尽可能尝试自己独立回应。**

练习 9 的初阶难度当事人陈述
初阶当事人陈述 1
［**温暖**］你让我想起了我的女儿。我很爱她！她很完美。
初阶当事人陈述 2
［**抑郁**］自从丢了上一份工作以后，我就一直觉得很郁闷、很绝望。好像没有什么可期望的了。
初阶当事人陈述 3
［**内疚**］在孩子们很小的时候，我不太能控制我的怒火，经常打他们。我知道这给他们造成了创伤，我或其他人在旁边的时候，他们会很紧张。我真的很内疚，但我觉得他们也该走出来了，应该已经原谅我了。

练习 9 的初阶难度当事人陈述
初阶当事人陈述 4
［**悲伤**］我妈妈和姐姐都在去年过世了。我已经没有亲人了。
初阶当事人陈述 5
［**愤怒**］我最近一直在想我跟我叔叔之间的事，我小的时候他一直虐待我。我本来打算原谅他了，但最近我就非常生他的气!

 在进入下一个难度之前评估并调整难度（参见练习指导中的第三步）。

练习 9 的中阶难度当事人陈述
中阶当事人陈述 1
［**充满爱意**］我开始跟你做治疗是因为我的上一任治疗师退休了。她太棒了。我跟她一起工作已有十多年，我们是真正的朋友。我每天都在想她。
中阶当事人陈述 2
［**悲伤且内疚**］我可能明天就让我的狗安乐死。兽医说我应该让它安乐死，它又老又病的。但是这 10 年里，它已经是我最好的朋友了，我无法想象离开它，我会怎么样。我怎么能让我最好的朋友被杀死呢? 光是这么说我都觉得很难接受。
中阶当事人陈述 3
［**愤怒**］这几天每当我看到政治新闻，我都非常愤怒。人怎么会这么盲目? 整个系统就应该推倒重建。
中阶当事人陈述 4
［**羞愧**］我得坦白，我跟一个女人出轨已经 20 年了。我从来没跟我老婆说过。我现在充满了罪恶感，我已经扛不住了。

练习 9 的中阶难度当事人陈述
中阶当事人陈述 5
[**伤心**] 我老婆和我离婚了。我的生命中不能没有她。我不知道活着还有什么意义。我觉得我应该自我了断。

> ✋ 在进入下一个难度之前评估并调整难度（参见练习指导中的第三步）。

练习 9 的高阶难度当事人陈述
高阶当事人陈述 1
[**调情**] 我们只进行了几次治疗，但我能看出来你是个很厉害的治疗师。就好像你知道我在想什么。你怎么这么了解我？我有时会想，如果我们约会的话会怎么样。你猜，我现在在想什么？
高阶当事人陈述 2
[**悲伤**] 我父母的大部分家人都死于大屠杀。我看过一部记录大屠杀的电影。无法想象怎么会有那么多人都被杀掉，甚至还有小孩。光是想想就觉得很难受。
高阶当事人陈述 3
[**内疚**] 我妹妹很小的时候我碰过她，性的那种。我那个时候处于青春期。她应该没跟任何人讲过，我也没讲过。我觉得那件事可能让她很不安。她本来把我当榜样的。我感觉太糟了。
高阶当事人陈述 4
[**愤怒**] 上周我发现我老婆出轨了。我在她手机上发现这个男人的照片。我快气死了！我想要打烂那个男人的脸，把他揍成一摊肉泥。

练习 9 的高阶难度当事人陈述
高阶当事人陈述 5
[**失望且愤怒**] 我要告诉你心理治疗根本不管用。你根本不了解我。我现在比刚开始的时候感觉还糟。你就是一个新手，你都没有经验。

评估并调整难度（参见练习指导中的第三步）。如果适当的话，请按照指导将练习变得更具挑战性（参见附录 A）。

治疗师回应示范：在强烈情绪情感下保持联结

请记住：在阅读示范之前，受训者应尝试自己即兴回应。**不要逐字阅读以下回应，除非你自己无法做出回应！**

对练习 9 初阶难度当事人陈述的回应示范
对初阶陈述 1 的回应示范
谢谢你这么说，我觉得很感动。
对初阶陈述 2 的回应示范
不知道为什么，你就是感到绝望，没有什么可以期待的。
对初阶陈述 3 的回应示范
嗯，这很难过，有一种极强烈的内疚感，可能还有"我到底都做了些什么"的羞愧感。
对初阶陈述 4 的回应示范
听起来非常地悲伤和难过。

对练习 9 初阶难度当事人陈述的回应示范
对初阶陈述 5 的回应示范
你感到非常生气，因为他虐待过你！

对练习 9 中阶难度当事人陈述的回应示范
对中阶陈述 1 的回应示范
听起来你和她有着非常特别的关系，而且你们真的非常亲密。她好像还在这里一样。
对中阶陈述 2 的回应示范
想到要跟他告别就非常痛苦。
对中阶陈述 3 的回应示范
所以，你发现自己愤怒到极点了。
对中阶陈述 4 的回应示范
我很感谢你跟我分享这个。这么多年来你一直保守这个秘密，现在你被无法承受的内疚感折磨。
对中阶陈述 5 的回应示范
难以想象没有她的生活。①

---

① 诸如"我应该杀了我自己"之类的表达可能反映了一种对感觉的表达，而不是伤害自己的意图。然而，治疗师需要获得当事人大量的背景信息来确定其自杀意图。受训者应为有自杀自伤风险的当事人寻求密切的督导。如果当事人有自杀风险，治疗师应考虑聚焦于自杀的治疗，例如**自杀的合作性评估与管理**（https://cams-care.com）。

对练习 9 高阶难度当事人陈述的回应示范
对高阶陈述 1 的回应示范
我很高兴你能觉得我理解你、感到放松。但我并不知道你此刻在想什么。也许我们需要讨论一下我们之间关系的界限，因为这是一段治疗关系，而不是恋爱关系。
对高阶陈述 2 的回应示范
听到这些我很难过。这太可怕了。听起来像它在侵蚀着你，有一种强烈的让人讨厌的感觉，是憎恶？
对高阶陈述 3 的回应示范
说出这件事一定很难，谢谢你跟我分享。听起来你对这件事感觉很糟，我们需要进一步探索看看。
对高阶陈述 4 的回应示范
这一定很让你非常震惊和不安！你的愤怒是可以理解的。[1]
对高阶陈述 5 的回应示范
我真的很感谢你告诉我你的感受。这种感觉一定很糟，尤其是比开始的时候还差。我们进一步讨论这个问题看看。我确实是一名实习生，但我已经有几年的经验了。我觉得我可以帮你，我也愿意帮你，但如果你真的觉得不合适，我们可以看看其他的选择。

---

[1] 如果当事人有伤害他人的潜在风险，受训者需要寻求密切的督导。请注意，尽管诸如"我想打烂他的脸"和"我想把他揍成一摊肉泥"这样的表述可能只是愤怒的表达，而不是实际的意图，但如果治疗师评估当事人有实际的伤害意图，治疗师需要考虑保密例外，通知相关方，或转为聚焦于蓄意伤害的治疗。如果治疗师不知道应该怎么做，建议寻求同事或督导师的帮助。

第 12 章

练习 10: 自我表露

准备

1. 阅读第 2 章中的说明。

2. 附录 A 中的刻意练习反应评估表。

技术描述

技术难度等级: 高阶

自我表露说的是治疗师披露一些关于他们自己的内容。之所以把它划分到高阶技能里,是因为对治疗师来说,什么时候表露、表露什么、表露多少等这些问题是很复杂和有挑战的,而且自我表露意味着边界的打破,还需要考虑自我表露对当事人的影响。一般来说,在使用自我表露时,保持在场、对当下的觉察以及准备好讨论对当事人的影响都是很重要的。

在 EFT 中，治疗师通常会不带指责地表露或揭示当下的感受或体验，哪怕是表露治疗师自己的感受或体验信息。这个练习并不会教你选择做自我表露的正确时机，但却会帮你学会如何正确地自我表露。关于时机，EFT 治疗师通常会考量此刻做自我表露是不是对治疗有益。如果时机不对，自我表露就可能是有害的。这个技能的练习需要督导师或教师的指导。

治疗师使用自我表露的示例

示例 1

当事人：［犹豫］我是一名基督徒，信仰是我生命中很重要的一部分。我想知道，这对你来说没什么问题吧？

治疗师：没问题，我愿意给有不同信仰的人做心理治疗。

示例 2

当事人：［自责］唉，我真是一团糟。你一定觉得我疯了吧？
治疗师：完全没有。实际上，我会更担心你，想理解你。

示例 3

当事人：［悲伤］说到这个，我就感觉自己很脆弱、很孤独。
治疗师：我现在听你讲你脆弱的感受，很感动。

练习指导
第一步：角色扮演并反馈
• 当事人说出第一个初阶难度的当事人陈述，治疗师根据技术标准做出**即兴**回应。
• 训练者（没有训练者则由当事人）根据技术标准提供**简短**的反馈。
• 当事人重复刚才的陈述，治疗师再次做出即兴回应。训练者（或当事人）给予简短的反馈。
第二步：重复
• 重复第一步，直到完成所有**当前难度等级**（初阶、中阶、高阶）的陈述。
第三步：评估并调整难度等级
• 治疗师利用刻意练习反应评估表（见附录 A）来决定是否调整难度等级。
第四步：重复
• 重复第一至第三步至少 15 分钟。
• 交换角色。

技术标准
1. 自我表露需要用第一人称"我"开始。
2. 自我表露是指治疗师自己的体验。
3. 自我表露不包括责备或评判。
4. 自我表露的目的是为了促进当事人自我探索、深化情绪或获得新的认识。
5. 治疗师认为自我表露对治疗是有益处的。

➡ 现在轮到你了！按照练习指导中的第一步和第二步进行练习。

请记住：角色扮演的目的是让受训者在使用技术标准且感受真实的情况下，练习如何即兴回应当事人。**本练习的末尾提供了针对每个当事人陈述的治疗师示范回应。在阅读示范之前，受训者应尽可能尝试自己独立回应。**

练习 10 的初阶难度当事人陈述
初阶当事人陈述 1
（第一次心理治疗）［**犹豫**］所以，我从哪里说起都行还是……？
初阶当事人陈述 2
［**好奇**］你结婚了吗？
初阶当事人陈述 3
［**犹豫**］我是一名基督徒，信仰是我生命中很重要的一部分。我想知道，这对你来说没什么问题吧？
初阶当事人陈述 4
［**自责**］唉，我真是一团糟。你一定觉得我疯了吧？
初阶当事人陈述 5
［**悲伤**］说到这个，我就感觉自己很脆弱、很孤独。

在进入下一个难度之前评估并调整难度（参见练习指导中的第三步）。

练习 10 的中阶难度当事人陈述
中阶当事人陈述 1
［**难受**］我看你今天打了好几个哈欠了，是我让你无聊了吗？
中阶当事人陈述 2
［**不舒服**］单凭来这儿跟你做治疗，就让我很不舒服。

练习 10 的中阶难度当事人陈述
中阶当事人陈述 3
［**很伤心**］我真的觉得我不对劲。我就是哭得停不下来。怎么会这样呢？自从我爸去世后我就是停不下来，一直哭。
中阶当事人陈述 4
［**不高兴**］我有时候觉得，你每周听我说我的问题会很无聊，是吗？
中阶当事人陈述 5
［**很伤心**］我上个周末让我的狗安乐死了。它病得很厉害，虽然我知道一定得这样做，但我真的心都碎了。

 在进入下一个难度之前评估并调整难度（参见练习指导中的第三步）。

练习 10 的高阶难度当事人陈述
高阶当事人陈述 1
（**当事人已经连续四次，每次都迟到 20 分钟**）［**匆忙，冷漠**］嗨！我知道我迟到了，公司有点事。咱们从哪儿开始？
高阶当事人陈述 2
［**害怕**］我一直很在意自己的外表。其他孩子常常笑话我，说我丑。你觉得我好看吗？
高阶当事人陈述 3
［**愤怒，握紧拳头**］我讨厌你那么怜悯地看我，别小看我！
高阶当事人陈述 4
［**怀疑**］我觉得我能看出来，你不是一个有经验的治疗师。我想要一位有经验的。我不太相信你能帮我。

评估并调整难度（参见练习指导中的第三步）。如果适当的话，请按照指导将练习变得更具挑战性（参见附录 A）。

治疗师回应示范：自我表露

请记住：在阅读示范之前，受训者应尝试自己即兴回应。**不要逐字阅读以下回应，除非你自己无法做出回应！**

对练习 10 初阶难度当事人陈述的回应示范
对初阶陈述 1 的回应示范
我很高兴能跟你一起开始我们的工作，听听今天你想讲些什么。
对初阶陈述 2 的回应示范
是的，我结婚了，有两个孩子。我很好奇这个问题对你来说意味着什么？（或） 我没结婚。我很好奇这个问题对你来说意味着什么？
对初阶陈述 3 的回应示范
当然没问题。我愿意跟不同信仰的人一起工作。
对初阶陈述 4 的回应示范
完全没有。实际上，我会更担心你，想理解你。
对初阶陈述 5 的回应示范
我现在听你讲你脆弱的感受，很感动。

对练习 10 中阶难度当事人陈述的回应示范
对中阶陈述 1 的回应示范
很抱歉，我今天有点累，不过不是因为你或你所说的内容。

对练习 10 中阶难度当事人陈述的回应示范
对中阶陈述 2 的回应示范
很抱歉听到你觉得不舒服，我很感谢你能告诉我。也许我们可以探索看看具体是什么让你感到不舒服。
对中阶陈述 3 的回应示范
听起来很痛苦。我父亲过世的时候，我也哭了好几天。
对中阶陈述 4 的回应示范
能问出这个问题一定很难吧。我很感谢你告诉我你的这个担忧。我想很直接地告诉你，我一点也不觉得无聊。不过，有的时候我觉得我们停滞不前。我想要跟你一起探究看看，如何在治疗中让你有更深的情绪体验。
对中阶陈述 5 的回应示范
当你跟我说这件事的时候，我就觉得很难过，眼泪就下来了。

对练习 10 高阶难度当事人陈述的回应示范
对高阶陈述 1 的回应示范
我其实很难跟你开这个口，但你迟到的时候，我会觉得烦躁，有不太被重视的感觉。
对高阶陈述 2 的回应示范
我一点也不觉得你难看。我觉得你是个很有魅力的人。（几秒钟后）听到我这么说，你有什么感觉？
对高阶陈述 3 的回应示范
谢谢你跟我说你的真实感受。能做到这一点很不简单。其实，我不是可怜你。我是感动和关心，不是怜悯。（几秒钟后）听我这么说，你有什么感觉？

对练习 10 高阶难度当事人陈述的回应示范
对高阶陈述 4 的回应示范
我理解你的担心。我只有三个月的经验。但我真的很想帮你。也许我们可以探索看看，你在治疗中想要获得什么，我能不能帮到你。

第 13 章

练习 11：标记识别与设置椅子工作

准备

1. 阅读第 2 章中的说明。

2. 附录 A 中的刻意练习反应评估表。

技术描述

技术难度等级：高阶

EFT 中的标记指的是咨询会谈中出现当事人情绪加工困难的言语或非言语信号，提示治疗师此处可以开始一个治疗任务了。有很多标记可能会连着出现。在此，我们将关注以下三个主要标记。

- 自我批评的标记。当自我的一部分批评或逼迫另一部分的时候。

- 自我打断的标记。当自我的一部分打断、阻碍或限制情绪感受和需要的表达时。

- 未尽事宜的标记。当事人描述与一位重要他人有关的、挥之不去的、尚未解决的不好的感受的时候。

这个练习的目标是识别标记、设置并启动治疗任务。当一个治疗任务设置好并开始了以后，通常会持续至少 20 分钟，直到本次会谈结束。真实的当事人过程和治疗师回应都需要参阅其他更多的资料才能确定（Elliott et al.，2004；Greenberg et al.，1993）。本章中的任务都有特定的解决要点，不会涵盖 EFT 的全部内容。受过 EFT 训练的治疗师有能力促成一个任务从开始到结束。通过学习和练习任务的过程和步骤，治疗师可以习得如何促进一个任务至其解决要点。不过，本练习仅仅聚焦在最初的几个步骤里，分别是识别标记和任务设置。任务设置之后的过程，包括部分解决要点和最终解决要点，以及与其相关的治疗师干预和当事人过程（client processes），不包含在本书当中。本练习的目的不是要实现最终目标，而是聚焦在如何识别标记并设置相应的椅子工作。椅子工作中所需要的技能是复杂且微妙的。如果读者想要更进一步学习椅子工作中的技能，需要阅读其他 EFT 书籍，如罗伯特·艾略特等人合著的《学习情绪聚焦疗法：改变的过程 – 体验方法》。教授相关技能的 EFT 工作坊也是很好的学习途径。要达到完备的胜任力，对任务的练习和督导也是不可或缺的环节。

需要注意的是，EFT 的椅子工作旨在帮助深化和处理情绪，但这并不总是最恰当的临床策略（详见表 13–1）。例如，已经高度情绪失调的、精神病性的或有自杀倾向的当事人就不适合再继续深化或加工情绪了。学习识别并干预特定标记的时候，一定要考虑对当事人的概念化及其整体状态，以确保临床工作安全有效。

表 13-1　　　　　　　　　任务标记与椅子对话任务干预

任务标记	任务干预	最终目标
自我批评的分裂 担心 / 灾难性的分裂	双椅对话	自我接纳、整合
自我打断的分裂	双椅扮演	情绪和需要的自我表达
未尽事宜	空椅工作	对于之前未被满足的需要感到释怀，将责任还给对方，也能够理解对方

练习 11 的特别说明

不要提前准备椅子。治疗师在角色扮演中根据当事人现场呈现的标记，再摆放椅子，并引导当事人参与任务。安排椅子的方式是，让当事人面对一把空椅，治疗师在两把椅子的侧面，面向当事人。

在进行自我批评的椅子工作时，在当事人面前放一把椅子（如图 13-1 所示）。让当事人坐到对面的椅子上，想象自己现在就是那个苛刻批评自己的自我。然后，让当事人从批评者的位子上开始，向想象中坐在原来椅子上的自己，把批评的内容表达出来。

在进行自我打断的工作时，也是拿一把椅子放到当事人的对面。让当事人先坐到对面，想象自己是那个打断自己的自我，然后作为打断者表达观点。让这个打断者打断坐在原来椅子上的自己。换句话说，就是"做他们该做的事"。

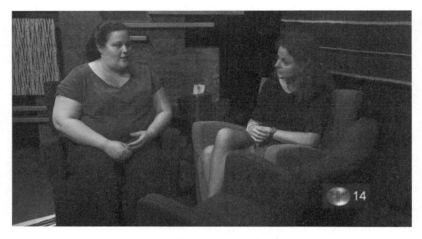

图 13-1　如何为练习 11 摆放椅子

注：转载自《情绪聚焦疗法的个案概念化》（DVD 截图）。R. N. Goldman，2013，American Psychological Association（https://www.apa.org/pubs/videos/4310916）. Copyright 2013 by the American Psychological Association.

此时，如果治疗师和当事人识别出缩手缩脚、被挤压的感觉，或是无法开口，那就让当事人在椅子上表现出缩手缩脚、被挤压，或者不说话。让当事人想象此时对面椅子上是他成长过程中的重要他人（可能是父母、祖父母），并开始向对方表达，以开始对话。

回应示例：治疗师识别标记并开启任务设置

示例 1

当事人：我又胖又丑，我该减肥，可我却没有。（标记＝自我批评的分裂）

治疗师：听起来你对自己很严苛，批评自己太胖了。我们要不要来看看你是怎么苛求自己的？你可以先坐到这把椅子上吗？（把椅子摆到当事人对面）跟对面的自己说你太胖了。

示例 2

当事人：［紧张、带哭腔］我能感觉到眼泪快冒出来了，但我又给憋回去了，我真的很难哭出来。（标记＝自我打断的分裂）

治疗师：哭对你来说很难，因为你绷得太紧了。你愿意做一个练习吗？请坐到那张椅子上（指对面的椅子）。（当事人坐到打断者的位子上后）想象对面是在哭的自己（指着原来那把椅子），跟她说她为什么不能哭。你怎么说或者怎么做才让她不哭出来？想象她就在那儿，试试看。

示例 3

当事人：［害怕］我父亲以前老是打我们。这是他管教我们的方式。每次他回到家，我一听他摔门的声音，然后就那么把钥匙往桌子上一扔，我就知道肯定哪里又不对了。我们会全都跑开，躲起来。（标记＝未尽事宜）

治疗师：嗯，听起来很恐怖也很痛苦。（把椅子放在当事人面前）可以试着想象他就在你对面，我们来试着跟他对话，让他知道你的感受。

练习指导
第一步：角色扮演并反馈
• 当事人说出第一个初阶难度的当事人陈述，治疗师根据技术标准做出**即兴回应**。
• 训练者（没有训练者则由当事人）根据技术标准提供**简短**的反馈。
• 当事人重复刚才的陈述，治疗师再次做出即兴回应。训练者（或当事人）给予简短的反馈。
第二步：重复
• 重复第一步，直到完成所有**当前难度等级**（初阶、中阶、高阶）的陈述。
第三步：评估并调整难度等级
• 治疗师利用刻意练习反应评估表（见附录 A）来决定是否调整难度等级。
第四步：重复
• 重复第一至第三步至少 15 分钟。
• 交换角色。

技术标准
1. 治疗师听到并识别标记。
2. 治疗师反映出标记的关键方面。
3. 治疗师设置恰当的治疗任务。
4. 治疗师帮助当事人投入治疗，获得默许，并处理任何潜在的顾虑。

→ 现在轮到你了！按照练习指导中的第一步和第二步进行练习。

请记住：角色扮演的目的是让受训者在使用技术标准且感受真实

的情况下，练习如何即兴回应当事人。**本练习的末尾提供了针对每个当事人陈述的治疗师示范回应。在阅读示范之前，受训者应尽可能尝试自己独立回应。**

练习 11 的初阶难度当事人陈述
初阶当事人陈述 1
［**伤心**］我又胖又丑，我该减肥的，可我没有。
初阶当事人陈述 2
［**伤心**］我不知道我为什么要去学法律，我又不够聪明，应该做不到吧。
初阶当事人陈述 3
［**焦虑**］我知道我什么都没说，但我就是好奇，为啥非得要表达自己呢？意义是什么？
初阶当事人陈述 4
［**紧张、带哭腔**］我能感觉到眼泪快冒出来了，但我又给憋回去了，我真的很难哭出来。
初阶当事人陈述 5
［**伤心**］因为我超重，我妈妈总是拿这个说我，让我很难受。我觉得她说得也对。她让我感觉我永远不会瘦下去。尽管我知道她不是想伤害我，但我却觉得自己因此伤痕累累。
初阶当事人陈述 6
［**害怕**］我父亲以前老是打我们。这是他管教我们的方式。每次他回到家，我一听他摔门的声音，然后就那么把钥匙往桌子上一扔，我就知道肯定哪里又不对了。我们会全都跑开，躲起来。

在进入下一个难度之前评估并调整难度（参见练习指导中的第三步）。

练习 11 的中阶难度当事人陈述
中阶当事人陈述 1
[**伤心**] 我妈妈几年前去世了，我到现在都很难过，因为没跟她告别。但她已经走了，我不觉得再回忆过去有什么意义。
中阶当事人陈述 2
[**很伤心、很焦虑**] 我跟我老婆要离婚了。我无法想象我的生命里没有她是什么样子。真的很痛苦，我觉得都是我的错，是我搞砸了，我没法想象接下来会怎么样。
中阶当事人陈述 3
[**悲伤、内疚**] 我觉得我不是什么好人，怎么可能有人会爱我。
中阶当事人陈述 4
[**羞愧**] 我想要坦白一件事。我老婆还活着的时候，我曾经出轨过，而且她一直也不知道。尽管她现在已经过世了，但我却一直背着深深的内疚，我最近几天一直在想这件事，根本停不下来。
中阶当事人陈述 5
[**慢条斯理、面无表情**] 不管有什么不好的事发生，我都没感觉。比如，我老公离开我的时候，我就什么感觉都没有。我觉得我好像应该生气、难过，但我就只是感到麻木。

✋ 在进入下一个难度之前评估并调整难度（参见练习指导中的第三步）。

练习 11 的高阶难度当事人陈述

高阶当事人陈述 1

［悲伤］我外公的家人大部分人都死于那场大屠杀。前几天我看了一部关于那场大屠杀的电影。难以相信上百万人就那么被杀死了，甚至小孩也不放过。你知道，我外公活下来的代价非常大，但他也确实伤害过我的母亲。这大概就是为什么我母亲对我这么冷漠吧。尽管我觉得她也挺可怜的，但我真没法原谅她。我还是恨她。

高阶当事人陈述 2

［内疚］五年前我离开了那个家暴男。我不得不在半夜带着我五岁和两岁的孩子偷偷逃走。我一点都不后悔离开他。但我怎么那么蠢，会嫁给他。我很郁闷。

高阶当事人陈述 3

［愤怒］你知道，即便已经离婚好几年了，但我老婆出轨的事情还是让我气得不行。我还记得她跟那个男人在床上的画面。我还是感觉到被背叛、愤怒！我恨她！

高阶当事人陈述 4

［愤怒］我发现我最近老是担心。我担心孩子们离开家以后会遇到麻烦；我担心我胃疼是不是癌症；我还担心政府可能会引发下一次世界大战。我真受不了了，我怎么什么都担心！

高阶当事人陈述 5

［紧张不安］我生我父亲的气，我真的很恨他。但面对他我根本说不出来，哪怕只是跟想象的他说都不行。

✋ 评估并调整难度（参见练习指导中的第三步）。如果适当的话，请按照指导将练习变得更具挑战性（参见附录 A）。

治疗师回应示范：标记的识别与设置椅子工作

请记住：在阅读示范之前，受训者应尝试自己即兴回应。**不要逐字阅读以下回应，除非你自己无法做出回应!**

对练习 11 初阶难度当事人陈述的回应示范
对初阶陈述 1 的回应示范
（治疗师识别出自我评价的分裂的标记）听起来你对自己很严苛，批评自己太胖了。 我们要不要来看看你是怎么批评自己的？你可以先坐到这把椅子上吗？（把椅子摆到当事人对面）跟对面的你自己说你太胖了。[①]
对初阶陈述 2 的回应示范
（治疗师识别出了自我评价的分裂的标记）听起来你对自己很不满意。我们可以来稍微处理一下这一点吗？可以坐到这把椅子上（放一把椅子在当事人对面），告诉你自己，说你不够聪明。

---

① 扮演治疗师的受训者应该记住，刚开始建议某人批评或贬低自己的时候当事人可能会觉得尴尬。然而，通过椅子工作，能让当事人意识到他们在批评自己，且能取得对批评的掌控感。请记住，椅子对话的目的是让当事人意识到批评的存在，以便当事人可以在自己的立场上进行反击，进而软化、转化批评者。

对练习 11 初阶难度当事人陈述的回应示范
对初阶陈述 3 的回应示范
（治疗师识别出自我打断的分裂的标记）所以，听起来好像你不允许自己有感受。 让我们看一看，你是怎么压抑自己的感受的。你能坐过来吗？（指另一把椅子）试着感觉一下，你是怎么压抑的？ （当事人坐到了打断者的椅子上后）想象你自己在对面（指当事人原来那把椅子），试着不要让他有感受。你做了什么让他没有感觉？ ①
对初阶陈述 4 的回应示范
（治疗师识别出自我打断的分裂的标记）哭对你来说很难，因为你一直绷着。 我们可以在这方面做一点工作吗？你能坐到这把椅子上吗（指另一把椅子）？（当事人坐到打断者的位子上后）想象对面是在哭的自己（指原来那把椅子）。告诉她，为什么不能哭。你会怎么说，或者怎么做，来让她不能哭出来？是你把她的眼泪给按回去了，还是掐住了她的脖子。想象她就在对面，试试看。
对初阶陈述 5 的回应示范
（治疗师识别出未尽事宜的标记）所以，从某种意义上，你真的接受了这些，而且还把这些吸收进来了。 你愿不愿意把这些告诉想象中的母亲？想象她就在这儿（放一把椅子在当事人面前），跟她说。

---

① 扮演治疗师的受训者应该记住，自我打断对话的目的是让当事人意识到他们是如何打断自己的，以便他们能够对该过程承担内部责任并做出有利于自我表达的选择。

对练习 11 初阶难度当事人陈述的回应示范

对初阶陈述 6 的回应示范

（治疗师识别出未尽事宜的标记）嗯，听起来很恐怖也很痛苦。

（把椅子放在当事人面前）可以试着想象他就在你对面，我们来试着跟他对话，告诉他你的感受。[①]

对练习 11 中阶难度当事人陈述的回应示范

对中阶陈述 1 的回应示范

（治疗师识别出未尽事宜的标记）所以，痛苦是因为你当初没有机会跟她道别。尽管感觉现在你什么都做不了，但这种感觉本身就很难受。

（拉一把椅子到当事人面前）也许我们可以在想象中把她带到这里，这样你就能跟她说上话，跟她道别，还有那些你想跟她说的话都可以说了。

对中阶陈述 2 的回应示范

（治疗师识别出自我批评的分裂的标记）这听起来很痛苦。好像你不肯放过自己，狠狠地打击自己。

我们可以试着了解一下你是如何责备自己的吗？因为看起来你好像在毒打自己，这让你感觉很糟。我们试试解决这个问题，帮你反击内心的声音，你可以试着体会一下你是怎么打击自己的吗？你可以坐过来吗？（让当事人换到另一把椅子上）开始打击自己。看看你现在能不能做到。

---

① 扮演治疗师的受训者应该记住，进行未尽事宜对话的目标是为自己挺身而出，自我肯定，让其生命发展过程中的重要他人负起责任，对于未被满足的需求感到释怀，或原谅他人。

对练习 11 中阶难度当事人陈述的回应示范

对中阶陈述 3 的回应示范

（治疗师识别出自我评价的分裂的标记）所以，很难想象有人会真正地爱你。我能看到你给到自己的这些负面评价，你贬低自己，让自己觉得不值得被爱。

你可以坐到这把椅子上吗？（指另一把椅子）让她觉得她不值得被爱（指当事人刚才坐的那把椅子）。你会跟自己说什么，能让自己觉得那么不值得被爱？

对中阶陈述 4 的回应示范

（治疗师识别出未尽事宜的标记）这听起来很痛苦。而且听起来很多事情都没被解决。

也许我们可以试着帮你接受你做过的事情。你可以想象你的妻子坐在这里（拉过来一把椅子放在当事人面前）吗？想象一下，跟她说，告诉她发生了什么，你做了什么？

对中阶陈述 5 的回应示范

（治疗师识别出自我打断的分裂的标记）听起来你正在试着阻断一些非常痛苦的感受。

让我们了解看看你是怎么做到这一点的。你能坐到另一把椅子上吗？（当事人坐过去后）想象你自己坐在对面（指原来那把椅子），来，试着阻断你的感受。想象你坐在对面（再次指当事人对面那把椅子），你做了什么让自己保持麻木？你是怎么让她感受不到愤怒，感受不到受伤？你是压在她身上了？还是你堵住了她的嘴？在她面前放了扇大铁门？在想象中，你到底做了什么？

对练习 11 高阶难度当事人陈述的回应示范

对高阶陈述 1 的回应示范

（治疗师识别出未尽事宜的标记）听起来你对你母亲有很多很强烈的感受，尽管你也很同情她，因为她是大屠杀中幸存下来的孩子。

（拉一把椅子到当事人的面前）也许我们可以试着跟她对话，想象她在这里，告诉她，和她在一起的时候你的感受。

对高阶陈述 2 的回应示范

（治疗师识别出自我评价的分裂的标记）是的，你在五年前就离开了，可你一直在自责，当初怎么就嫁给他了。我在想，当你自责的时候你是什么感受？一定很痛苦。

让我们试着解决这个问题，让你能够接受它，好吗？你能坐到这把椅子上吗？然后开始责备自己。（让当事人坐到另一把椅子上，请她责备自己）你会怎么说？

对高阶陈述 3 的回应示范

（治疗师识别出未尽事宜的标记）是的，听起来你对那件事还有很多情绪。

也许我们可以试试解决这个问题，这样就可以帮你前进了。

（将椅子拉到当事人面前）可以试着跟你的妻子对话吗？告诉她你的感受，告诉她你怎么看待她的所作所为。

对练习 11 高阶难度当事人陈述的回应示范

对高阶陈述 4 的回应示范

（治疗师识别出自我评价的分裂的标记）［灾难性的 / 担忧］[①] 哇，听起来确实有很多顾虑。令人窒息，甚至直接把人压垮了。

让我们试着看看这个问题，感觉一下你是如何担心自己的？我们用这把椅子试试看？（请当事人坐到他对面的那把椅子上）我想请你想象一下自己坐在对面（指当事人原来坐的那把椅子），试着想象一下你的样子，然后开始担心你自己。你会怎么做？你会跟自己说什么？我想让你现在就那么做，担心她。你会说什么？"你的孩子们不会好的，一定会有不好的事情发生的。""也许你得了癌症，六个月之内就会去世。"试着说说看。

对高阶陈述 5 的回应示范

（治疗师识别出自我打断的分裂的标记）所以，尽管你知道这是想象，你不用真的跟父亲这么说，但你还是很难在这个哪怕是想象的对话中说出"我恨你"。让我们来看一看，你是怎么阻止自己跟父亲表达你的真实感受的。

（让当事人坐到对面的椅子上）你能看着对面的椅子吗？（指当事人之前坐的那把椅子）想象你在那儿，然后跟自己说不要生气。你会跟自己的这部分说什么？"不要生气""不可以表现出来""你绝不能生气"。说说为什么他不该跟他的父亲生气。

---

① 灾难性 / 担忧分裂是自我批评 / 自我评价的分裂的一种特殊形式，常见于焦虑的当事人，他们会极其担忧，给自己很大压力。对话的目的是为了让他们了解他们是如何为自己制造了这些担忧和焦虑，用这样的方式掌控这部分焦虑。焦虑对话最终会演变成自我批评对话，使人们意识到他们是如何苛责自己并压制自己的。最终，他们能够反击并转化批评，变得笃定（self-assertion），可以自我支持、自我关怀、自我抚慰。有关如何处理灾难性 / 担忧分裂的更完整的描述和解释，请参阅 Timulak 和 McElvaney（2018）。

第 14 章

练习 12：指出破裂与促进修复

准备

1. 阅读第 2 章中的说明。

2. 附录 A 中的刻意练习反应评估表。

技术描述

技术难度等级：高阶

这是一个复杂的技能，结合了多种 EFT 当中的技术。同盟破裂被定义为治疗中同盟的恶化，表现为当事人和治疗师在治疗目标上存在分歧，在治疗任务上缺乏合作，或者他们的情感联结出现了张力（Eubanks et al.，2015）。

作为一般规则，当面对同盟破裂时，治疗师要努力倾听、探索并承认当事人的担忧；保持愿意倾听和接收的状态；保持非防御性状态，并保持响应性；避免提出任何解决方案或过早地尝试解决问题。即使在有挑战性的情况下，如当事人表达针对治疗师的负面评价或漠视治疗师，治疗师也应该保持在场，与当事人的体验保持共情同频。

例如，当事人表达拒绝性的愤怒时，治疗师需要努力了解当事人言语或态度背后的潜在的原发情绪（有时是非适应性的）。这就需要治疗师做到积极地在场且真诚，保持愿意倾听和接收的状态，并试图从根本上理解、共情和接受当事人此时所处的状态（Greenberg，2014）。通常治疗师要用一种真诚、有意义的方式认可当事人的体验。例如，可以表露治疗师自己的体验（如"我没有理解你""听到你感到被我批评，我觉得很糟糕"）。有时还可能需要治疗师的道歉（如"很抱歉，我伤害了你"）。在治疗师回应之前，需要往后退一步，倾听、理解并认可当事人所需要的或错失的（missing）。

有时，治疗师也可以直接对当事人的顾虑做出回应。这就可能需要治疗师采用非防御性的态度来解释治疗原理，以及他们为什么这么回应，或是试着提出跟当事人谈谈顾虑的建议。这么做需要很谨慎，以免当事人感到不被认可，或当事人的顾虑被"解释没了"。当关系破裂得更严重的时候，还可以讨论转介或转换治疗模式。但仍然要谨慎，并跟督导交流，因为当事人可能会因此感到拒绝或被抛弃。[1]

每一位治疗师回应都分为两个阶段。首先，治疗师先共情地与当事人待在一起。然后，治疗师共情地与当事人一起往前走。

---

[1] 更多的修复同盟的技术可以在珍妮·C.沃森和莱斯利·S.格林伯格（2000）与穆兰·J.C.（Muran J.C.）等人（2010）的著作中找到。

治疗师修复同盟破裂的例子

示例 1

当事人：〔不信任〕有时候我觉得你应该已经听烦了，我一直在重复我那些事。但我还是想要你认真听。

治疗师：谢谢你让我注意到这个。你对我和对咨询的看法都很重要。我没有烦。而且我觉得你说的东西很有趣，也很重要。可以请你在你觉得我走神儿的时候马上告诉我吗？

示例 2

当事人：〔烦〕说实话，我不知道在这谈我母亲有什么用。我们的关系很痛苦，我不想回忆那些。

治疗师：嗯，确实，从很多方面看，这都是一段很艰难的关系，我可以想象你过去谈论那段经历的时候没有获得什么效果。我特别理解你不想要"谈到那里"。我也知道回忆那些痛苦的童年感受会很可怕。

尽管你不能改变过去，但你能改变处理内心感受的方式。你看，我们的目标不是改变过去或者改变你的母亲，因为这些是不太可能改变的。但是我们可以改变留在你心里的那些痛，包括无价值感和痛苦。

示例 3

当事人：[生气] 你知道，上个星期我说关于我父亲的事的时候，你笑了，我其实很生气。就是那句我讽刺地跟他说"我没有要你把我生下来"。

治疗师：谢谢你能跟我说这个。很抱歉那个时候我笑了。我理解你为什么会感到这么糟。我知道你跟你父亲的关系一直都让你很痛苦。我那个笑是我的过错，我不是故意的。我会确保不再发生这样的事。而且，我希望以后不管是什么让你感觉不好的事，你都能告诉我。

练习指导
第一步：角色扮演并反馈
• 当事人说出第一个初阶难度的当事人陈述，治疗师根据技术标准做出**即兴**回应。 • 训练者（没有训练者则由当事人）根据技术标准提供**简短**的反馈。 • 当事人重复刚才的陈述，治疗师再次做出即兴回应。训练者（或当事人）给予简短的反馈。
第二步：重复
• 重复第一步，直到完成所有**当前难度等级**（初阶、中阶、高阶）的陈述。
第三步：评估并调整难度等级
• 治疗师利用刻意练习反应评估表（见附录 A）来决定是否调整难度等级。
第四步：重复
• 重复第一至第三步至少 15 分钟。 • 交换角色。

技术标准
1. 治疗师退后一步：共情地与当事人的顾虑"同在"——倾听、探索并积极承认，保持非防御的态度，并明确表示可以接受当事人的情感表达。
2. 然后，治疗师共情地"前进"，试探性地提供合理的、有说服力的想法和建议，以解决当事人的顾虑。
3. 治疗师再次退后一步，倾听并积极承认当事人的感受和想法，密切关注治疗师回应对当事人的影响，看看当事人是不是感到被承认了、被理解了。

现在轮到你了！按照练习指导中的第一步和第二步进行练习。

请记住：角色扮演的目的是让受训者在使用技术标准且感受真实的情况下，练习如何即兴回应当事人。**本练习的末尾提供了针对每个当事人陈述的治疗师示范回应。在阅读示范之前，受训者应尽可能尝试自己独立回应。**

练习 12 的初阶难度当事人陈述
初阶当事人陈述 1
［**不信任**］有时候我觉得你应该已经听烦了，我一直在重复我那些事。但我还是想要你认真听。
初阶当事人陈述 2
［**担心**］我前一个治疗师问了很多关于我的感受问题，但没啥用。有一天我很心烦，她不得不把我送去医院。我真的希望我们还是不要谈论我的感受吧。
初阶当事人陈述 3
［**迟疑**］我看你还是个学生。你觉得你有足够的经验帮我吗？

练习 12 的初阶难度当事人陈述

初阶当事人陈述 4

［**内疚**］我们已经见了几个月了，但我感觉并没有什么好转。我想，是不是我哪里没做对？你觉得呢？

✋ 在进入下一个难度之前评估并调整难度（参见练习指导中的第三步）。

练习 12 的中阶难度当事人陈述

中阶当事人陈述 1

［**烦**］说实话，我不知道在这里谈我母亲有什么用。我们的关系很痛苦，我不想回忆那些。

中阶当事人陈述 2

［**生气**］你知道，上个星期我说关于我父亲的事的时候，你笑了，我其实很生气。就是那句我讽刺地跟他说"我没有要你把我生下来"。我觉得你在嘲笑我。

中阶当事人陈述 3

［**担心**］有时我觉得你不理解我。我已经 85 岁了，我知道你比我年轻太多了，你还在读研。你觉得你是适合我的治疗师吗？

中阶当事人陈述 4

［**羞耻**］我有种感觉，你不是真的对我感兴趣。你有时候看起来要么厌烦，要么是很累。如果真的是这样的话，就诚实一点，告诉我。

✋ 在进入下一个难度之前评估并调整难度（参见练习指导中的第三步）。

练习 12 的高阶难度当事人陈述

高阶当事人陈述 1

［**严肃且愤怒**］我不觉得治疗有什么用。我每周都来，一遍又一遍地跟你讲相同的事情，感觉没有任何进展。我还是觉得很低落、很抑郁。说实话，我感觉我在浪费咱俩的时间。

高阶当事人陈述 2

［**很不舒服**］这话不太好说，但是，我就是问问，你是不是喜欢我，男女那种？上周我说到我在酒吧随便勾搭了一个男人的时候，你问了我很多跟性关系有关的问题。你是对我感兴趣吗？

> ✋ 评估并调整难度（参见练习指导中的第三步）。如果适当的话，请按照指导将练习变得更具挑战性（参见附录 A）。

治疗师回应示范：指出破裂与促进修复

　　请记住：在阅读示范之前，受训者应尝试自己即兴回应。**不要逐字阅读以下回应，除非你自己无法做出回应！**

对练习 12 初阶难度当事人陈述的回应示范

对初阶陈述 1 的回应示范

谢谢你让我注意到这个。你对我和对咨询的看法都很重要。我没有烦。而且我觉得你说的东西很有趣也很重要。可以请你在你觉得我走神儿的时候马上告诉我吗？

对练习 12 初阶难度当事人陈述的回应示范

对初阶陈述 2 的回应示范

哇，这对你来说一定压力很大。谢谢你告诉我这些。这很重要。听起来谈论感受对你来说很困难，而且谈论感受最后反而让你陷入困境。我恐怕只能想象那有多难。

让我们找到一种方法，既能探讨你的痛苦，又不会让你感到如此绝望。

对初阶陈述 3 的回应示范

这是个非常普遍的担忧，谢谢你能告诉我。你对这件事有一些疑虑或问题是很正常的。

我是一个正在受训的实习治疗师。我所有的工作都在临床心理学家的督导下进行。我真心希望，而且我也相信，我能够帮到你，如果你愿意而且认为有帮助的话，我们可以稍微多探索一下这些担心。

对初阶陈述 4 的回应示范

我很高兴你能提出这个问题，这样我们可以讨论了。关于你觉得没有好转，我很抱歉。

我想说的是，我不认为有所谓的"你在治疗中做得不对"这样的事。让我们探讨一下什么对你没有用，以及你认为什么可能有用。也许我可以在治疗中做些不一样的事情。

对练习 12 中阶难度当事人陈述的回应示范

对中阶陈述 1 的回应示范

嗯，确实，从很多方面来看，这都是一段很艰难的关系，我可以想象你过去谈论那段经历的时候没有获得什么效果。我特别理解你不想要"谈到那里"。我也知道回忆那些痛苦的童年感受会很可怕。

尽管你不能改变过去，但你能改变留在内心里的感受。你看，我们的目标不是改变过去或者改变你的母亲，因为这些是不太可能改变的。但是我们可以改变留在你心里的那些痛，包括无价值感和痛苦。

对练习 12 中阶难度当事人陈述的回应示范

对中阶陈述 2 的回应示范

谢谢你能跟我说这个。很抱歉那个时候我笑了。我理解你为什么会感到如此难过。我知道你跟你父亲的关系一直都让你很痛苦。我那个笑是我的过错，我不是故意的。我会确保不再发生这样的事。而且，我希望以后不管是什么让你感觉不好的事，你都能告诉我。

对中阶陈述 3 的回应示范

首先，非常感谢你告诉我你的顾虑。这种担心很合理。而且你是对的，我们确实有很大的年龄差距，我一定在某些时候没办法完全理解你的经历。我想这可能会让你很沮丧。我很高兴我们可以开诚布公地讨论这事。

我会尽心帮你，也相信我会帮到你。而你的感受是最重要的，我想要确保我们是认真地对待你的感受。如果过了一段时间，你还是觉得我没有给到你需要的东西，我可以帮你找更适合的治疗师。同时，我想让你知道，我觉得我可以感受到你的故事和你的挣扎。如果你在我们的工作中觉得我没能理解某些事情，请务必告诉我，就像这次一样。

对中阶陈述 4 的回应示范

我很高兴你能提出这个问题。很抱歉我看起来无精打采。我完全没有意识到我有这些感觉，但这对你来说一定感觉很不好。你能告诉我真是太好了。

我想告诉你我确实在意你、关心你。但我觉得你可能已经注意到一些很重要的事：有时我觉得我们好像没有聚焦在那些困难的感觉上。你觉得是这样吗？也许我们可以谈一谈那些感觉？

对练习 12 高阶难度当事人陈述的回应示范

对高阶陈述 1 的回应示范

很抱歉你有这样的感觉。觉得每周都在重复这样的循环一定很难受。我猜这会让你觉得被困住了，没有希望。很高兴你能跟我提出来这些。我真的觉得荣幸，你愿意冒险告诉我你真正的体验。

首先，如果你想要别的治疗方式或治疗师，我可以帮你介绍。在我看来，你一直都在勇敢地努力，要克服很多困难。再者，我不觉得你在浪费我的时间。我知道治疗是个艰难的过程，有时候要不止一次地重提那些痛苦的事情。我也认为，感受到那些痛苦的感觉对你很艰难，可怕而且痛苦。这都可以理解。不过，既然你提出了这个问题，我觉得我们可以一起努力找到一种方法去深入到这些感受中。

对高阶陈述 2 的回应示范

我很感谢你提出这件事。如果我让你觉得有任何的不舒服、不安全的话，很抱歉。这些都是敏感的话题，我很高兴我们能开诚布公地谈。我知道你能说出来这些需要很大的勇气。

我想直接地告诉你，我对你没有恋爱的感觉，对我来说，我们之间是一段专业的治疗关系。我问了你很多两性关系方面的问题，是因为我觉得这会帮助我更好地理解你、理解你的体验。听我这么说，你感觉怎么样？我们可以谈谈。

第 15 章

练习 13：带注解的练习会谈逐字稿

现在，是时候把你所学到的所有技术合在一起了！本练习呈现了朗达·N. 戈德曼的一次典型的治疗会谈。每句治疗师陈述都带有注释，标明其使用了练习 1~12 中的哪个 EFT 技术。整段逐字稿展现了治疗师如何结合多种 EFT 技术来回应当事人。

指导

与之前的练习一样，一名受训者扮演当事人，另一名扮演治疗师。扮演当事人的受训者应该尽可能使用真实的且富有情感的语气，就好像他们是真正的当事人一样。在第一遍练习时，双方可以拿着稿子逐字朗读。完整地过一遍之后，再试第二次。这一次，当事人按稿子朗读，治疗师则可以在自己舒适的情况下即兴回应。这时，你可能需要一位督导师跟你一起反思你的回应，并再试一遍。在正式开始练习之前，建议治疗师和当事人都各自通读一遍逐字稿。提供这样一段治疗片段的目的是，让受训者有机会在连续的治疗场景中，就像在真实的治疗中，体验用 EFT 技术回应当事人是什么感觉。

> ### 治疗师须知
>
> 记得要留意你的声音的品质。让你的语气与当事人的陈述相匹配。比如，当事人的言语中透着脆弱和柔软的情绪，你就应该软化你的语气，使其舒缓、平静。但假如当事人又愤怒又有攻击性，那就使用坚定的语气。如果你选择使用让当事人进一步探索的回应，如练习 6"共情探索"的技术，那么记得使用更具询问性的、探索性的语气。如果你选择使用像共情肯定一类的回应，请记得使用带有肯定的语气。在整段逐字稿中，治疗师回应的语气需要与技术相符合。无论如何，我们也鼓励受训者使用他们认为最合适、最贴切的语气。

请注意，在整段逐字稿中，治疗师都在使用练习 1"治疗师的自我觉察"的技术。当治疗师有强烈的情绪反应时，就使用练习 9"在强烈的情绪情感下保持联结"的技术。

还有，逐字稿中有几个当事人哭泣的时刻，有时有几秒钟的沉默。在这些时刻，扮演当事人的受训者可以表达悲伤和痛苦，不必有"一定要哭出来"的压力。

带注解的 EFT 逐字稿

治疗师 1：你好，很高兴有机会了解你。我想，因为咱们今天是第一次见面，所以可不可以请你跟我说说你为什么到这来、有什么感受、是怎么感到抑郁的？（技术 4"探索式提问"）

当事人 1：我需要按照什么特定的顺序来说吗？

治疗师 2：[语气柔和且坚定] 嗯，没什么特别的顺序。也许你可以先做个呼吸，试着把你的注意力放在胃部或胸口，看看你能想到什么？有什么想说的？（技术 4 "探索式提问"）

当事人 2：自打我成年以后就在跟抑郁做斗争了，差不多 20 岁出头的时候吧。我今年已经 52 岁了。

治疗师 3：嗯。所以这些些年你的状况是起起伏伏的，但是现在感觉真的很抑郁。（技术 2 "共情理解"）

当事人 3：是的，很挣扎。我的抑郁应该是遗传来的。我母亲就有双相障碍。虽然没诊断，但我记得小时候她就总在抑郁，时好时坏。所以，我真挺害怕的。

治疗师 4：[用探索的语气] 所以，你看着你母亲经历了那些，让你感到害怕。（技术 6 "共情探索"）

当事人 4：是的。而且，呃，很让人灰心，因为每一次你挺过去了，你看了自助的书、你去咨询（治疗师：嗯，嗯），然后，你以为你没事了，它就又来了，就那么出乎意料。

治疗师 5：就好像本来事情已经好转了，然后不知道怎么的就又悄悄爬回来了。（技术 7 "共情唤起"）

当事人 5：就好像……好像什么东西你摆脱不掉。不像是，比如你感冒了，吃了药就好了。（治疗师：嗯）

治疗师 6：[用温和的、唤起性的语气] 对，就好像总要回来，要缠着你一样……（技术 7 "共情唤起"）

当事人 6：而且，嗯，最近的一次是，我有个 17 岁的女儿，我们原来很亲密，我们在一起的时候总是很开心。她真的很棒，我们什么事情都一起做。她是那种标准的好孩子，我觉得有她我真幸运。但是最近我发现她用刀划自己，她好像有进食障碍，经常吐，她可能是在学校里交了不好的朋友，还可能吸毒了。老实说，这真把我吓坏了，那些可怕的感觉又回来了。

治疗师7：［用温和的、唤起的语气］所以，这事又把你带回了那个螺旋里，就像一种痛苦的螺旋。（技术7"共情唤起"）

当事人7：是的，［哭泣］从那时候开始我就感觉很糟糕，觉得自己不好，我不是一个好母亲，还生她的气，感觉真的很糟。

治疗师8：［用理解且探索的语气］你对她很生气，但同时也在问自己"我做错了什么"，也许"我真是个失败的母亲"，这让你感觉很糟。（技术6"共情探索"）

当事人8：嗯，我确实觉得自己很失败，我也认为确实是我的错。怎么可能不是呢？我是她的抚养人，我却没能做好一个母亲！是，我是对自己有些苛刻，但我确实认为这都是我的错。

治疗师9：是的，你对自己很苛刻，而且为了这个一直在自责。（技术11"标记识别"。治疗师在此时识别出了一个自我评价/自我批评分裂的标记，可进行双椅工作。然而，这是第一次会谈，治疗师选择了暂且将这件事搁置。所以治疗师用了另一个技术——技术5"共情探索"来回应）

当事人9：是的，但我也生她的气，而且想到我花了那么多时间就很伤心。

治疗师10：［语气温和、柔和、伤心］嗯，所以不知怎么的，你感到很伤心。（技术3"共情肯定与承认"）

当事人 10：[哭]到这里来之前本来还好[**弱弱地笑**]。不好意思，我哭了蛮久。我完全没想到，有点尴尬。

治疗师 11：嗯，没关系，你在这里可以哭，而且这也是我们在这要做的。能够深入了解真正困扰你的事情，以及理解让你感到很低落、很抑郁的事情，这些都对我们很有帮助。（技术 5 "提供治疗原理"）

当事人 11：对。嗯，那就好。

治疗师 12：[**语气温和、柔和、缓慢**]嗯，不知道为什么，好像碰到了一些很痛苦的东西。那种"我失败了""我错了""我又做错了什么"的感觉挥之不去，一直在你周围。（技术 3 "共情肯定与承认"）

当事人 12：是的，这很痛苦，而且我知道了不能信任她（指女儿）或其他人。我这样已经好几个月了，我没办法轻易相信任何人。这一切都在告诉我，我不能依靠任何人。她只是我的女儿，从来没有人可以真的让我依靠。

治疗师 13：[**用温和而探索性的声音**]就是感觉失望，我猜，还有孤独。感到这么孤单。（技术 8 "共情猜测"）

当事人 13：孤单，对，可我却忙着生这件事的气。[**当事人弱弱地笑**]

治疗师 14：[**用探索性的口吻**]嗯，你发现自己感觉，嗯，责怪别人或者生气？比如，当你说你生气……（技术 6 "共情探索"）

当事人 14：[**深深地叹了一口气**]这个真的很难解释。当我对人失望的时候，我就会把自己"关起来"。行，随便吧（治疗师：嗯），我自己来就是了。

治疗师 15： 嗯，了解了。就有点像，就很像一群小朋友在玩玻璃球，你突然默默地收起自己的玻璃球，转身回家了。（技术 7 "共情唤起"）

当事人 15： 是的，差不多。（治疗师：嗯）其实有一部分是生气的，但是我没发火。我没有吼任何人，没对任何人发脾气。就只是不说话。

治疗师 16： 是，就像你就是说了一句 "行"，然后当即闭嘴。（技术 2 "共情理解"）

当事人 16： 对 ［笑］。嗯，反正我不会先主动。就是，我不会先敞开心扉，让他们……

治疗师 17： 让他们伤害你。（技术 3 "共情肯定与承认"）

当事人 17： 是的。（治疗师：嗯）我就好像把自己关了起来。而且，好像我这几年越来越多地这么干。我也知道，我到底有多封闭。（治疗师：嗯）说到我自己的事情的时候，我可以说（治疗师：嗯），只要不让别人进到我心里来就无所谓了。

治疗师 18： ［轻声细语］是，所以你对自己说 "我不会让谁离我太近，因为他们会伤害我，我不想要那样的痛苦"（技术 8 "共情猜测"）

当事人 18： 是这样的。［**轻轻地哭，5~10 秒**］

治疗师 19： ［**声音低沉缓慢**］这种感觉一定很难过、悲伤、孤独。（技术 3 "共情肯定与承认"）

当事人 19： ［**哭 10 秒**］我情愿生气也不想伤心。（治疗师：嗯）因为当我伤心的时候，我会抑郁，然后我就没办法做事了，生活就会

受影响。我承受不了，什么都不做，太奢侈了。[**呼吸**]

治疗师 20：[**语气温和、柔和**] 是的，你承受不了，太奢侈了。（技术 3 "共情肯定与承认"）

当事人 20：我必须要照顾好自己，还得照顾好我女儿。（治疗师：嗯）所以我承受不起，[**抽泣**] 我不能崩溃。

治疗师 21：嗯，所以，永远没有合适的时间和地点能够让你悲伤和哭泣。（技术 3 "共情肯定与承认"）

当事人 21：我不喜欢，因为哭不解决任何问题 [**哭泣**]。

治疗师 22：[**语气柔和、坚定**] 嗯，感觉适得其反。（技术 3 "共情肯定与承认"）

当事人 22：[**叹气**] 嗯，是的。感觉适得其反。我宁愿，如果生气的话，我能在半小时内把房间打扫干净 [**笑**]。如果我感到难过，我就会不想起床了。

治疗师 23：[**用柔和的、以探索为导向的语气**] 嗯嗯。所以，就好像悲伤会引发更多的悲伤。（技术 6 "共情探索"）

当事人 23：悲伤会让我头昏脑涨的。

治疗师 24：所以，像是一种悲伤、绝望的感觉。（技术 8 "共情猜测"）

当事人 24：是的，对。

治疗师 25：[**用真诚、直接、坚定的语气**] 是的，所以听起来很困难，但很重要，我非常想让你知道，你能把这些悲伤和脆弱都分享给我听，让我很触动。我能想象这很难，就像你告诉我的一样。所以，非常感谢你现在跟我分享。(技术 10 "自我表露")

而且，我听到了难过和悲伤会让你有绝望的感觉。同时，那些眼泪很重要。我们需要探索那些眼泪代表了什么，它们在说什么。尽管这很难，但探索眼泪背后的意义，寻找到底是什么让你痛苦，都会对你有用，我们需要探索这些，然后试着找到怎么才能让你不再感到那么孤独和绝望。你觉得我有说清楚吗？ (技术 5 "提供治疗原理")

第16章

练习 14：模拟会谈

　　与高度结构化的、重复的刻意练习相比，模拟 EFT 会谈是一种非结构化的、即兴的角色扮演。像爵士乐的排练一样，模拟治疗能让你练习恰当的响应性，这既是艺术，也是科学（Hatcher，2015；Stiles & Horvath，2017），将你的技术全都结合起来，帮助你的模拟当事人。本练习描绘了一个 EFT 的大致过程。其中提供了多个不同的当事人设定，供你选择。最后一个建议是扮演你自己，我们发现这是一个非常有帮助的选择。

　　模拟会谈也提供机会让受训者练习以下几点：

- 响应灵敏（responsively）地使用心理治疗技术；
- 在治疗中寻找具有挑战性的节点；
- 选择使用哪些回应；
- 追踪治疗过程的细节和全景；
- 根据当事人的偏好指导治疗；
- 当治疗师不确定、迷茫或困惑时，仍然知道如何继续；
- 识别治疗性错误并从中恢复；
- 探索你的个人治疗风格；
- 建立与真实的当事人合作的容纳力。

模拟 EFT 会谈概述

在模拟会谈中，**你将用角色扮演的方式完成一次初始访谈**。与之前各项独立技术的练习一样，还是使用三人角色扮演：一名受训者扮演治疗师，另一名受训者扮演当事人，还有一名训练者（教师或督导师）负责观察并提供反馈。这与多数训练的惯常做法一样，也是一个开放式的角色扮演。然而，这与传统的角色扮演有两个显著的不同。首先，治疗师会用手示意自己感知到的角色扮演的难度。其次，当事人会尝试调整角色扮演的难度，以确保治疗师在恰当的难度级别中练习。

准备

1. 阅读第 2 章中的说明。
2. 附录 A 中刻意练习反应评估表。
3. 指定一名受训者扮演治疗师，另一名扮演当事人。训练者将观察并提供纠正性反馈。
4. 每位受训者手边都有一张单独的刻意练习反应评估表。

模拟 EFT 的过程

1. 受训者将使用角色扮演来模拟首次访谈。扮演当事人的受训者可挑选本练习中的当事人材料进行扮演。

2. 在开始前，治疗师举起一只手，与椅子座位持平（如图 16-1
   所示）。他们将在角色扮演的过程中使用这只手来表明对他们
   来说难度的高低。治疗师的手开始时所在的水平位置（椅子
   座位）表明难度为简单。通过抬高手的位置，治疗师表示难
   度正在上升。**如果治疗师的手的位置超过了脖子，则表明太
   难了。**

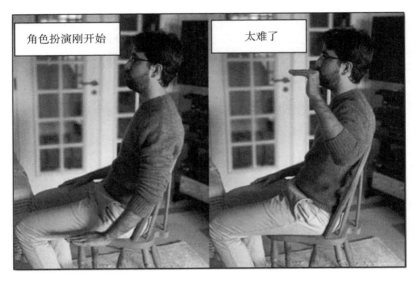

角色扮演刚开始

太难了

图 16-1　通过手的水平位置持续评估难度

3. 治疗师开始角色扮演。治疗师和当事人保持就像在真实治疗场
   景中一样的心态，进行即兴的角色扮演。在整个过程中，治
   疗师都把手摆在旁边（刚开始时可能会觉得很奇怪）。

4. 每当治疗师感受到角色扮演的难度发生了变化的时候，就相应
   地将手放到合适的位置。如果感到难，就把手举起来；如果

感到简单，就把手放下。如果治疗师把手放到了椅子座位水平的下面，当事人应该让角色扮演变得更具挑战性；如果手高于脖子，当事人应该让角色扮演变得容易些。调整角色扮演难度在"改变挑战的难度级别"中有说明。

治疗师须知

请注意你的声音质量。使你的语气与当事人的陈述匹配。比如，当事人的言语中透着脆弱和柔软的情绪，你就应该软化你的语气，舒缓、平静。但假如当事人又愤怒又有攻击性，那就使用坚定的语气。如果你选择使用让当事人进一步探索的回应，像共情探索一类的技能，则要采用更具询问性的、探索性的语气。

---

5. 角色扮演至少持续 15 分钟。如果治疗师明显偏离轨道，训练者可能会在此过程中提供纠正性反馈。但训练者应尽量保持克制，反馈尽可能简短精悍，让治疗师用更多的机会进行体验式训练。

6. 在一轮角色扮演结束以后，治疗师和当事人互换身份，开始新的一轮。

7. 在两位受训者都扮演过治疗师之后，训练者给出评估，受训者给出自我评估，然后三个人就本次练习进行讨论。

改变挑战的难度级别

如果治疗师示意模拟会谈的难度太简单，当事人可以使用以下方法将角色扮演变得更具挑战性（另见附录 A）。

- 当事人可以即兴表演更高情绪唤起水平的或让治疗师感到不舒服的话题，例如表达当下的强烈感受（见附录 A 的图 A-2）。
- 当事人可以使用痛苦的声音（如愤怒、悲伤、讽刺）或不愉快的面部表情。这增加了会谈的情绪性。
- 将对立的情绪（如爱和愤怒）混合起来。
- 变得有对抗性，质疑治疗的目的或质疑治疗师是否胜任。

如果治疗师表示模拟会谈太难，则

- 当事人可以根据图 A-2：
    ◇ 呈现情绪唤起水平更低的话题；
    ◇ 不带感受地陈述材料；
    ◇ 陈述有关过去的或未来的材料，或治疗之外的事情。

- 当事人用柔和的声音或面带微笑地提出问题，这可以软化情绪刺激。
- 治疗师可以在角色扮演期间短暂休息。
- 训练者可以通过讨论 EFT 理论或心理治疗理论来丰富"反馈阶段"。

模拟会谈中使用的当事人材料

以下是提供给受训者在模拟会谈中使用的六个当事人的材料，按难易度排序。最后一个是高阶难度材料，让受训者扮演自己。受训者扮演自己可能是非常具有挑战性的，只有在扮演当事人的受训者感到舒服且完成了其他所有当事人材料之后才需要做这一轮角色扮演。当事人材料可以由扮演治疗师的受训者、扮演当事人的受训者或训练者来指定。

角色扮演最重要的是让受训者传达出当事人材料中所提示的情绪基调（如"愤怒""悲伤"）。当事人的那些人口统计类资料（如年龄、性别）和当事人资料的具体内容并不重要。因此，受训者可以调整当事人材料的人口学信息，尽可能让角色扮演更加舒适和容易。例如，受训者可以将当事人资料从女性变更为男性，或从 45 岁改成 22 岁。

初阶难度材料：与接受性良好的当事人一起处理哀伤

劳拉是一名 28 岁的拉丁裔女服务员，她的母亲大约在六个月前死于癌症。因此，劳拉近来一直因为失去母亲而悲伤。劳拉的悲伤很复杂。在劳拉童年时，母亲没有给到她足够多的关注和爱，对此她有愤怒。劳拉很小的时候父亲就离开了这个家。在劳拉的成长过程中，母亲非常忙，既要照顾家庭，又要兼顾好几份工作。然而，劳拉总是觉得母亲抛弃她，且对她很严厉。劳拉也很想念她的两个兄弟姐妹，他们因为没有合法留居身份而被迫返回墨西哥。劳拉需要你的帮助来处理她对母亲的哀伤和愤怒。

- **症状**：哀伤、愤怒和孤独。

- **当事人的治疗目标**：劳拉想要处理她对母亲的复杂感受，并与她的兄弟姐妹重新建立联系。
- **对治疗的态度**：劳拉在高中的时候有过良好的心理治疗经历，她对治疗能再一次帮她持乐观的态度。
- **优势**：劳拉很有治疗动力，并且能够对治疗师敞开她的情绪感受。

初阶难度资料：帮助积极投入的当事人处理孤独感

苏珊是一名 25 岁的会计师，近来为了一份新工作横跨了半个美国。她很喜欢她的新工作，但她在交朋友方面遇到了困难。她来心理治疗是因为她感到很孤独。她最近有一次约会进行得不太顺利，她感到很失望。她担心自己会一蹶不振，怕自己不再尝试结交新朋友。

- **症状**：孤独、悲伤、情绪低落。
- **当事人的治疗目标**：苏珊想要建立动力，去结交更多的朋友，更多出去约会。
- **对治疗的态度**：苏珊以前在心理治疗方面有过积极的经历。她有信心这次也能帮到她。
- **优势**：苏珊对情绪持开放的态度，有动力参与治疗任务。

中阶难度资料：帮紧张的当事人解决焦虑

鲍勃是一名 35 岁的电工，经历着极端的焦虑、惊恐发作和羞耻感。他觉得自己一生都是一个"失败者"。他高中的时候曾经被霸凌，至今仍然觉得别人会批评他。除了网络游戏外,他尽量不与人接触。他的老板让他来做心理治疗,因为他注意到鲍勃有时会旷工或早退。除了焦虑之外,鲍勃很难识别他的其他任何感受。

- **症状:** 焦虑、惊恐发作和社交孤立。
- **当事人的治疗目标:** 鲍勃希望自己能够在社交上更加自信,这样他就可以更好地工作。
- **对治疗的态度:** 鲍勃不想来治疗,因为他感到非常紧张,并认为治疗师会批评他。鲍勃的老板说服他尝试一下。
- **优势:** 在他的焦虑和羞耻之下,鲍勃真的很想与其他人建立联结,包括治疗师。

中阶难度资料:帮助喜欢讽刺并持怀疑态度的当事人

杰夫是一名 45 岁的工程师,他因为在工作中暴怒,而被其工作单位介绍来治疗。他很聪明,当他的同事不理解他的决定时,他很快就会感到沮丧。当他感到沮丧时,杰夫就会讽刺他人,变得刻薄。他意识到这是个问题,想要变得更加友好,但他一直无法改变自己的这种行为。他知道他的同事们不喜欢他,所以他感觉到自己在工作中被孤立了。

- **症状:** 为了掩藏孤独感和社交孤立而刻薄和讽刺别人。
- **当事人的治疗目标:** 杰夫想要学习如何变得更有耐心,更好地与同事相处。
- **对治疗的态度:** 杰夫以前从来没接受过治疗,并且怀疑治疗是否有帮助。他接受治疗是因为工作单位要求他来。

- **优势：**杰夫想要更加友善。

高阶难度资料：帮助非常不信任你的当事人

　　贝蒂是一名 27 岁的非洲裔美国人，在法学院读研究生。她想毕业后成为一名检察官。贝蒂是四个兄弟姐妹中的老大。贝蒂和她的兄弟姐妹在孩童时受到过父亲的性侵和虐待。她父亲还经常打她的母亲。她还觉得自己受到过系统性种族歧视的创伤。贝蒂为达到现在的地位而努力奋斗。她通常不信任现行体系，因为她觉得自己的利益没有得到重视，自己没有受到保护。贝蒂对她的父亲感到非常愤怒，也因为母亲没能保护她和兄弟姐妹而生她的气。贝蒂最小的妹妹最近因为被虐待的经历而自杀。因为没能保护好她的兄弟姐妹，使他们不受父亲的虐待，贝蒂感到非常内疚。

- **症状：**对父母的愤怒，因没能保护好兄弟姐妹而内疚，对死去的妹妹的哀伤。
- **当事人的治疗目标：**贝蒂想要处理对妹妹的愧疚感。
- **对治疗的态度：**贝蒂小学时接受过治疗，但经历很糟。当贝蒂告诉治疗师她父亲的虐待行为时，治疗师不相信她，还把贝蒂的话告诉了她父亲（贝蒂后来发现那个治疗师是父亲的朋友）。因此，贝蒂不信任治疗师，尤其当治疗师不是非洲裔的时候。
- **优势：**贝蒂有决心改善她的心理健康状况。她非常有韧性。她对社会公平有着坚定的信念，并对她的朋友和家人非常忠诚。

高阶难度资料：帮助情绪不稳定且有自伤行为的当事人

简是一名 20 岁的大学生，她的亲密关系出现了问题，她在两种情况中循环，要么就深爱着男友，要么在男友做了让她失望的事（比如忘记了她的生日）的时候就会痛恨男友。当简对男朋友失望时，她感到了被背叛和抛弃，变得非常愤怒和沮丧，还用刀割自己。简对家人和朋友也有类似的模式，她在非常喜欢他们和感到被他们背叛和抛弃之间循环。

- **症状**：情绪不稳定、自伤（拿刀划自己）、关系不稳定。
- **当事人对治疗的目标**：简想要自己是稳定的，关系是稳定的。
- **对治疗的态度**：简以前接受过治疗，本来很有帮助，直到治疗师有一次会谈失约，让简感到失望，再次感觉被背叛和抛弃，就终止了治疗。简担心你（她的新治疗师）可能会背叛她或抛弃她。
- **优势**：简对治疗师所说的话持非常开放的态度（当她在治疗中感到安全的时候）。

高阶难度资料：扮演你自己

最后一个案例，建议受训的治疗师扮演自己。这种练习非常符合 EFT 的培训传统。从 EFT 的角度来说，这是成为 EFT 治疗师的最有效的方法。当你使用自己的真实体验扮演当事人时，你能够学到大量的关于什么样的干预是有帮助的（或没有帮助的），同时得到了高效探索自己的体验并识别自己情绪的机会。这对受训的治疗师（坐在你对面的受训者）也非常有益，因为他们有机会感受各种回应的效果，并持续地评估是否实现了自己的目标。这还为治疗师提供了识别和感知真实体验并以此为基础继续进行回应的机会。当事人抛出一个真正的问题时，治疗师就可以实时决定哪种回应最适合实现既定目标。很多时候，在 EFT 中，很多时刻的目标是加深或探索情绪体验，因此治疗师可以决定是否最好使用共情肯定来承认当事人的体验，使用共情探索以促进对体验的进一步探索，或尝试共情猜测来加深情绪体验。请特别注意，扮演当事人的受训者要选择一个可以探索并深化的个人议题或主题。"当事人"应该时刻监控他们的体验，并决定他们想要走多深。最后，在这个特定的练习中，不建议治疗师使用手势提示难度，因为这可能会分散当事人的注意力并妨碍探索。

指导

两人一组。扮演当事人的受训者从他们自己的生活中选择一个他们希望讨论的问题，并且是他们在这个练习的环境下感觉恰当的、可以探索的。受训者可能会选择他们最近一直在努力解决的问题，并希望从情绪上进行探索，或者他们希望获得领悟的事情。如果你扮演当事人，你可能需要提前考虑：

- 你希望讨论哪些关系议题、症状或行为；
- 你的本次治疗目标可能是什么（探索本身也可以作为目标）；
- 你想要对治疗师表现出怎样的态度。如果你不确定想对治疗师表现出怎样的态度，对你在此过程中的个人体验保持好奇，也是完全可以的。

第三部分

刻意练习的提升策略

　　第三部分只有第 17 章，为训练者和受训者提供了额外的建议和指导，以帮助他们从第二部分的刻意练习活动中获益更多。第三部分提供了充分利用刻意练习的六个要点、评估策略、确保受训者福祉并尊重其隐私的方法，以及监控训练者－受训者关系的建议。

如何充分利用刻意练习：
给训练者和受训者的附加指引

在第 2 章和第二部分的练习活动部分，我们提供了完成这些刻意练习活动的指导。本章则在一些重要主题上提供指引，帮助训练者成功地将刻意练习整合到训练项目中。这个指引基于相关研究和许多训练者的经验和反馈。这些训练者在十多个心理治疗训练项目中，志愿检验本书中的刻意练习活动。这个指引涵盖多个主题，包括充分利用刻意练习的六个要点、受训者的福祉、尊重受训者的隐私、训练者的自我评估、响应灵敏的治疗以及受训者 – 训练者同盟。

充分利用刻意练习的六个要点

接下来是给训练者和受训者的六个建议，以帮助他们从 EFT 的刻意练习中充分获益。根据与来自世界各地、多种语言的受训者检查和练习这些活动的经验，我们总结出了这些建议。

要点 1：创造逼真的情绪刺激

刻意练习的一个关键成分是使用恰当的刺激，这个刺激要能够激发与富有挑战性的、现实的工作情景相似的反应。例如，训练飞行员时，会使用呈现机械故障和恶劣天气条件等情景下的飞机模拟器；训练外科医生时，会使用呈现医疗并发症的手术模拟器，仅提供数秒的反应时间。训练时使用富有挑战性的刺激，能够提升受训者在压力下（比如，与富有挑战性的当事人工作）有效进行治疗的能力。EFT刻意练习活动所用的刺激是富有挑战性的当事人状态的角色扮演。**重要的是，扮演当事人的受训者，要使用恰当的情绪表达方式出演角色，与扮演治疗师的受训者保持眼神接触**。例如，如果当事人的陈述需要有悲伤的情绪，受训者就应该尽力与治疗师四目相对，表达悲伤。关于情绪表达，我们有以下建议。

- 角色扮演的情绪基调比一字不差地念出台词更重要。受训者扮演的当事人可以自由地即兴发挥，如果有助于表达当下的情绪，他们可以改变台词。受训者不需要百分百固守脚本。事实上，在练习时读脚本，听起来可能很平淡，还妨碍了眼神接触。扮演当事人的受训者应该先默读当事人的陈述，准备好之后，就看着扮演治疗师的受训者，以饱含情绪的方式说话。这能够帮助治疗师体验更真实、也更投入。

- 母语非英语的受训者如能在角色扮演前检查并调整当事人脚本的台词[1]，找到措辞更为准确、更能促进情绪表达的词，这样会获益更多。

- 扮演当事人的受训者应该尽量使用语调和非言语表达感受。如果脚本需要愤怒，受训者可以用愤怒的声音说话，握紧拳头；如果脚本需要羞耻感或内疚感，受训者可以弓腰蜷缩；如果脚

---

[1] 在翻译本书第二部分的脚本时，译者已经在尽量尊重原意的基础上将脚本调整得更适合汉语的习惯，读者可直接使用。——译者注

本需要悲伤，受训者可以用弱弱的、泄气的声音说话。

- 如果受训者一直难以令人信服地按脚本扮演当事人角色，那么先做一轮试演可能会有所帮助。具体来说，就是先直接拿着纸读脚本，随即把纸放下，与治疗师角色有眼神接触，根据记忆重复同样的当事人陈述。一些受训者表示，这个方法帮助他们"变得就像真实的当事人"，而且让角色扮演变得不那么做作。一些受训者做了三四轮试演后，就能充分进入当事人角色了。

要点 2：根据你的训练环境调整练习活动

刻意练习不那么要求遵守特定的规则，而是要使用训练原则。每个训练者有其个人的教学风格，每个受训者有其个人的学习过程。所以，不同文化、不同训练情景中的训练者可灵活调整本书的练习活动。我们鼓励受训者和训练者持续调整这些活动，以充分优化练习。当刻意练习经过调整，适应了每位受训者的学习需要和每个训练场所的文化，这时的训练才最为有效。根据我们与多个国家的十多个训练者和许多受训者的工作经验，我们发现每个人都会自发地调整练习活动，以适应他们独特的训练环境。我们从以下的分析中发现，没有哪两个训练者准确遵循了同样的程序。

- 一名受训者发现所有的当事人陈述都太难了，包括"初阶"刺激。这名受训者对"太难"的当事人陈述有多重反应，包括恶心、严重的差耻感和自我怀疑。受训者对她的督导师说，在她生命早期，她经历了极为严酷的学习环境，这个角色扮演对她来说是高情绪唤起的。她的督导师根据之前的建议，将刺激调整得更为容易，循序渐进，直到该受训者在反应评估表中报告，感到这是"适中的挑战"。经过数周的练习，受训者成功建立起安全感，就能够使用更难的当事人陈述进行练习（请注意，如果这位督导师在太难的难度上推进，这名受训者可能表面顺从，实则隐藏了其负面反应，变得情绪泛滥、不知所措，于是退缩，妨碍其技术发展，最终可能会退出训练）。

- 受训者的母语不是英语，督导师将当事人陈述调整为适合他们母语的表述。
- 一名受训者发现所有刺激都太容易，包括高阶的当事人陈述。督导师根据指导，快速地即兴演出更有挑战性的当事人陈述。

要点 3：发现你独特的个人治疗风格

可以拿学习爵士乐的过程比拟心理治疗的刻意练习。爵士乐音乐人以能够进行巧妙的即兴演出为傲，"发现你自己的声音"是发展爵士乐专业能力的前提。然而，即兴演出不是把随机的音符排列在一起，而是经过长久的刻意练习才能达到的巅峰。事实上，即兴演出的能力建立在日积月累的音阶、旋律与和声等的刻意练习之上。同样，我们鼓励心理治疗的受训者体验本书所提供的干预脚本。这些脚本本身并不是目的，而是为了以系统化的方式提高技术。日积月累，专心练习这些治疗"旋律"，将有助于有效的治疗创造性发展，而非约束其发展。

要点 4：进行足量的演练

刻意练习使用演练将技术变为程序性记忆，这能帮助受训者哪怕在与有挑战的当事人工作时，依然能够使用技术。只有受训者进行多次反复练习，才会起到作用。想想你之前学习的一项有挑战性的运动或乐器。一名专业人员需要多少次的演练才能信心满满地展现一种新技术？心理治疗并不比其他领域容易！

要点 5：持续调整难度

刻意练习的一个关键成分是，要在最佳难度下（不太容易，也不太难）训练。为了做到这一点，可以使用附录 A 的刻意练习反应评估表进行难度评估和调整。**切勿跳过这一步！**如果受训者没有感到反应评估表底部所列出的任何"适中的挑战"的反应，那练习活动可能太简单了；如果他们感到任何"太难"的反应，练习活动可能就太难了，以至于受训者无法从中获益。高阶 EFT 受训者和治疗师可能发现所有当事人陈述都太简单了。如果是这样，他们应该按照附录 A 中的使用说明，将当事人陈述变得更难，从而使角色扮演有足够的挑战性。

要点 6：将练习逐字稿和模拟会谈相结合

一些受训者可能觉得，与每项技术相联系的单独治疗回应需要更情景化，希望将训练的不同部分以更有条理的方式整合在一起，更像真实治疗会谈。练习会谈逐字稿（练习 13）排在技术练习之后，因为它将所有技术综合在一起，使受训者有机会以接近真实治疗会谈的顺序练习不同的回应。练习 14 中列出的模拟会谈起到了同样的作用，使治疗师有机会将其技术训练转化为实践。

响应灵敏的治疗

本书中设计的练习，不仅是要帮助受训者获得特定的 EFT 技术，而且要帮助受训者以灵敏的方式对每个独特的当事人使用这些技术（Goldman & Greenberg，2015；Greenberg & Goldman，2019）。在心理治疗的文献中，这指的是恰当的响应性——治疗师基于对当事人的情绪状态、需要和目标的感知，进行灵活的判断，整合技术与其他人际技能，以追求最佳的当事人效果（Hatcher，2015；Stiles et al.，1998）。有效的治疗师能够灵敏回应每时每刻浮现的情景。正如威廉·B. 斯泰尔斯（William B.Stiles）和亚当·O. 霍瓦特（Adam O. Horvath，2017）所言，治疗师之所以有效，是因为他们具有恰当的响应性。"正确的事"可能次次不同，这就意味着，要提供给每个当事人定制的回应。

恰当的响应性驳斥了对刻意练习的误解——刻意练习的演练旨在促进治疗技术的机械重复。心理治疗的研究者已经证明，过于遵循一个特定的治疗模型而忽视当事人的偏好，会削弱治疗效果（e.g.，Castonguay et al.，1996；Henry et al.，1993；Owen & Hilsenroth，2014）；相反，研究已经证明治疗师的灵活性能够提升效果（比如：Bugatti & Boswell，2016；Kendall & Beidas，2007；Kendall & Frank，2018）。所以，我们建议，受训者应以灵活的、对各种各样的当事人的独特需要响应灵敏的方式，实践其新学的技术（Hatcher，2015；Hill & Knox，2013）。除了刻意练习，受训者必须发展出与当事人此刻体验同频的感知技能，形成基于当事人每时每刻情景的回应（Greenberg & Goldman，1988）。为了精通 EFT，刻意练习必须与一对一的过程督导结合，以学习更高阶的何时做什么的感知技能。

督导师必须帮助受督导者在会谈中将自己同频到当事人独特且具体的需要。在过程督导中（Greenberg & Tomescu，2017），督导师与受督导者听录音，在紧要时刻暂停，思考当事人的感受和意思，有助于教授恰当的响应性。督导师可以暂停录音，请受督导者思考当事人当前的感受和意思，帮助受督导者思考此刻最佳的回应。例如，此刻是进行共情探索（练习 6）还是共情猜测（练习 8）更好？督导师向受督导者示范响应性，可以证明其价值，并使之更为明晰。通过这些方式，可以关注恰当的响应性的更大画卷。于是，受训者和督导师可一起工作，来帮助受训者不仅掌握技术，而且掌握如何使用治疗师的判断来综合技术并促进积极的改变。帮助受训者铭记这个首要目标，同时回顾治疗过程，这是督导的一个宝贵特征，是难以通过其他方式获得的（Hatcher，2015）。

还有一点非常重要，刻意练习要在更大的 EFT 学习情景下进行。如第 1 章所言，受训应该与对真实治疗会谈录音录像的督导、理论学习、观察胜任的 EFT 治疗师和个人治疗工作相结合。当训练者确定受训者或受训者本人自认为难以学会 EFT 技术时，需要仔细评估缺了什么或需要什么。评估之后应该紧接着做恰当的补救，训练者和受训者共同确定需要什么以达成学习目标。

注意受训者的福祉

一些当事人在心理治疗过程中体验到负效应，这一点目前已经证据充分（Barlow，2010），训练和督导对受训者的负效应得到的关注则相对较少（Ellis et al.，2014）。EFT 有一条深厚的传统，即在训练和督导中创造并维持安全的氛围（Greenberg & Goldman，2019；

Greenberg & Tomescu，2017）。与人本主义传统一致，督导和训练关系以温暖、共情和一个确认的联结为基础。训练者必须保持在场（Geller & Greenberg，2012），关注受训者的感受和需要。督导目标和任务方面的合作就以这样的核心关系条件为基础。

为了帮助受训者建立强大的自我效能感，训练者必须确保受训者在恰当的难度下练习。本书中的练习有一个特征——频繁评估并适时调整难度。因此，受训者可在精准对标其个人技术阈限的水平进行演练。训练者和督导师必须注意提供恰当的挑战。当使用太难的角色扮演时，受训者可能会面临风险。附录 A 中的反应评估表有助于训练者确保角色扮演在恰当的挑战水平进行。训练者或受训者可能想跳过难度评估和调整，而直接聚焦于演练、快速取得进展以及快速获得技术。然而，在所有的测试地区，我们发现跳过难度评估和调整会引发问题，妨碍技术获得，其妨碍作用比其他任何错误都大。因此，我们建议训练者铭记他们最重要的责任之一，就是提醒受训者做难度评估和调整。

此外，反应评估表有双重目的——帮助受训者发展自我监督和自我觉察的重要技能。这将会帮助受训者在其自我关怀方面采纳积极的、赋能的立场，从而促进其整个生涯的专业发展。

尊重受训者的隐私

本书中的刻意练习活动可能会激起受训者复杂的或不舒服的个人反应，比如对过去创伤的记忆。探索心理和情绪反应可能使一些受训者感到脆弱。不同生涯阶段的治疗师，从受训者到有数十年从业经验者，通常都会在这个过程中体验到羞耻感、尴尬和自我怀疑。尽管这些体验对于建立受训者的自我觉察可能非常宝贵，但有一点非常重要——训练应聚焦于专业技能发展，而不能模糊为个人治疗（如Ellis et al.，2014）。因此，训练者的一个角色是提醒受训者保持恰当的边界。

关于跟训练者说或不说什么，受训者必须拥有最终的决定权。受训者应该铭记，自己的目标是扩展自我觉察和心理能力，在体验到不舒服的反应时依然能保持积极和帮助性。训练者并不需要知道受训者内心世界的具体细节才能达到这个目的。

应该指导受训者只分享他们感到能自在分享的个人信息。反应评估表和难度评估过程就是用来帮助受训者建立自我觉察，同时保有对自己隐私的控制。可以提醒受训者，他们的目标是了解他们自己的内在世界。他们不一定非得与训练者或同辈分享这些信息（Bennett-Levy & Finlay-Jones，2018）。同样，训练者应该指导受训者尊重同辈的隐私。

训练者自我评估

本书中的练习活动在世界范围内的许多训练场所进行了测试，包括研究生课程、实习场所和私人执业场所。尽管训练者报告说这些练习活动对训练是非常有效的，但是也有一些训练者说他们感到困惑——刻意练习与他们传统的临床教育方法有很大差异。许多训练者能比较自在地评估受训者的表现，但不太确定他们自己作为训练者的表现。

我们听到训练者最常见的担心是"我的受训者很棒，但我不确定我做的对不对！"为了处理这个担忧，我们推荐训练者沿着以下五条标准定期自我评估：

- 观察受训者的工作表现；
- 提供持续的矫正性反馈；
- 确保特定技术的演练只超出受训者当前能力一点点；
- 确保受训者在恰当的难度下练习；
- 持续评估受训者与真实当事人的工作表现。

标准 1：观察受训者的工作表现

确定我们作为训练者的表现如何，首先意味着我们要有关于受训者对训练反应如何的切实信息。这要求我们直接观察受训者练习技术，以提供矫正性反馈与评估。刻意练习的一个风险是，受训者获得了在角色扮演中展现治疗技术的胜任力，但这些技术没有迁移到与真实当事人的工作中。因此，理想状态下，训练者应有机会观察受训者与真实当事人工作的样子，或是现场观察，或是录像。然而，事实上，督导师常常过于依赖（甚至是只依赖）受督导者对咨询的主观叙述（Goodyear & Nelson，1997）。G. 哈格蒂（G. Haggerty）和 M. J. 希尔森罗思（M. J. Hilsenroth）（2011）如此描述这个挑战：

> 假设你所爱之人必须做手术，而你必须在两名外科医生之中选一个。其中一位做手术时从来没被有经验的外科医生直接观察过。他一般是在做完手术后，回到主治医生那里，努力回忆刚刚做的复杂的手术步骤，有时回忆得不够完整或不够准确。倘若有选择，很难想象有人会选择这位医生，而不选择一位手术被常规观察的医生。

标准 2：提供持续的矫正性反馈

受训者需要矫正性反馈，以了解哪里做得好，哪里做的不好，以及如何提升技术。反馈应该尽可能地具体、递增。比如，"你的声音听起来很仓促"，以及"你与当事人进行眼神接触，这很棒"，这样的反馈就很具体。然而，"尽力与当事人建立更好的关系"，以及"尽量对当事人的感受更开放"，这样的反馈就很模糊、宽泛。

标准 3：演练超出受训者当前能力一点点的特定技术（最近发展区）

刻意练习强调通过演练获得技术。训练者应该努力避免掉入一个"陷阱"——牺牲对技术的聚焦，卷入到个案概念化中。对许多训练者来说，这一点需要许多规训和自我约束。讨论心理治疗理论（如个案概念化、治疗计划、心理治疗模型的细微差异、督导师的相似个案），比看受训者演练技术愉快多了。受训者有许多问题，督导师有丰富的经验；分享知识可轻易填满指定的督导时间。督导师听起来很聪明，而受训者不必在学习边缘挣扎着获得技术。虽然回答问题很重要，但是受训者对心理治疗的理智知识可能迅速超过他们做心理治疗的程序性能力，尤其是在和他们感到有挑战的当事人的工作中。这是一条简单的经验法则：训练者提供知识，而行为演练提供技术（Rousmaniere，2019）。

标准 4：在恰当的难度下练习

刻意练习保持在最佳张力的范围内：练习仅仅超出受训者当前技

术阈限一点点的技术，这样受训者就可以循序渐进地学习，而不会感到不堪重负（Ericsson，2006）。

训练者应该在整个刻意练习过程中使用难度评估和调整，以确保受训者在恰当的难度下练习。请注意，一些受训者会被自己对练习活动的不适反应（如解离、恶心、大脑一片空白）吓到，可能会不禁潦草地"强行完成"太难的练习。这可能是因为害怕课程不及格，害怕被评估为不胜任的，或者是负性的自我印象（如"这个练习不应该这么难"）。训练者应该做一些正常化——告诉受训者对练习难度的知觉会因人而异，鼓励受训者尊重自己独特的训练过程。

标准 5：持续评估受训者与真实当事人的工作表现

刻意练习心理治疗技术的目标是提升受训者帮助真实当事人的效果。相应地，刻意练习训练的风险之一则是刻意练习中的获益难以推广——受训者在特定技术上获得了胜任力，却无法将之转化到与真实当事人的工作中。因此，训练者务必要评估刻意练习对受训者与真实当事人的工作表现的影响。理想状态下，可以通过对多个数据源的三角化来实现：

- 当事人数据（口头自我报告和常规效果监控数据）；
- 督导师的报告；
- 受训者的自我报告。

如果受训者在刻意练习后与真实当事人的工作效果没有改善，训练者应该做一个周密的难度评估。如果督导师或训练者感到这是一个技术掌握问题，他们可能会调整刻意练习的程序，从而更适合受训者的学习需要或风格。

治疗师们普遍遵循过程责任（Markman & Tetlock，2000；也见 Goodyear，2015）：负责展现特定的目标行为（比如，忠于某个治疗模型），不管这些行为对当事人的影响。而达到临床效果，则意味着要超越胜任力，朝着更可靠的改善当事人的效果前进。从这一点而言，学习目标就转变了。从他人声称所有治疗师都应具备的能力标准（即胜任力），转变为学习者高度个体化的目标——这一目标由学习者的目的和表现反馈所决定。这样一来，结果责任（Goodyear，2015）就变得尤为突出。结果责任事关治疗师能够达成预期的当事人改变的程度，无论治疗师如何执行预期的治疗任务。当然，关于责任的任何讨论都自然而然会有一个问题——对谁负责？在这种情况下，最终是对当事人负责。

对受训者的指引

本书的核心主题是，技术演练并不是自动就有帮助的。刻意练习必须做好，才能使受训者获益（Ericsson & Pool，2016）。在本章以及练习活动中，我们提供了有效刻意练习的指引。我们也想为受训者提供额外建议。这些建议是基于我们在世界各地的刻意练习志愿测试场所的经验得出的。这些建议覆盖了以下主题：发现你自己的训练过程，积极努力，在刻意练习之中注意趣味性与休息，你有权控制你对训练者的表露程度、监测训练结果、监测对训练者的复杂反应，以及你的个人治疗。

个性化的 EFT 训练：发现你的最近发展区

当训练瞄准每位受训者个人技术的阈限时，刻意练习效果最佳。这个技术阈限也被称为最近发展区，这个术语最早是列夫·维果斯基（Lev Vygotsky）在发展学习理论中提出的（Zaretskii，2009）；最近发展区是刚刚超出受训者当前能力的区域，在一名教师或教练的协助下即可能达到（Wass & Golding，2014）。**如果一个刻意练习活动太易或太难，那么受训者就不会获益**。为了最大化训练的效力，优秀的执行者遵循"有挑战但不过度"的原则：远超能力的任务将会是无效的，甚至是有害的；不费心思地重复已经会做的事，同样是无效的。因此，刻意练习需要持续评估受训者的当前技术，同时进行难度调整，从而始终如一地保持"足够好"的挑战。如果你在练习共情猜测（练习 8），感觉太难，可以考虑退回到一个更自在的技术，比如受训者感到自己已经掌握的探索式提问或共情理解。

积极努力

受训者在做本书中的刻意练习时需要保持积极、持续的努力，这一点非常重要。当受训者推动自己超越当前的能力时，刻意练习确实有帮助。当受训者引导他们的训练伙伴尽可能地调整角色扮演的难度而不伤害自己，从而掌控他们自己的练习时，刻意练习最有可能达成这个目的。这一过程的表现会因人而异。尽管可能感到不舒服甚至害怕，但这就是最近发展区，是最令人有收获的地方。只是读或重复书面脚本收益极少，甚至无所收益。我们建议受训者铭记，他们的努力训练应该带来这样的结果——与真实当事人会谈时更自信、更自在。

坚持到底：努力 vs 心流

只有受训者努力推动自己打破旧有表现模式，新技术才能有所成长，刻意练习也才会起作用（Ericsson & Pool，2016）。因为刻意练习总是聚焦于个体当前学习能力的边缘，所以它不可避免是有张力的努力。事实上，专业人员不太可能有持续的表现改善，除非对处于其当前能力边缘的任务有足够的投入（Ericsson，2003，2006）。在田径训练或体能训练领域，我们中的许多人很熟悉被推出舒适区的过程，随后就是适应。同样的过程也适用于我们的心理和情绪能力。

许多受训者可能会惊讶地发现，EFT 的刻意练习比与真实当事人的心理治疗还要难。这可能是因为在与一个真实当事人工作的时候，治疗师可进入心流状态（Csikszentmihalyi，1997），感觉工作是无须费力的。本书第一作者还是一名受训中的年轻 EFT 治疗师时，被指导不要问问题（她觉得自己擅长的事），只提供共情反映（她觉得不擅长的事），咨询过后，她常常觉得筋疲力尽。受训中的 EFT 治疗师可能发现很难持续提供共情理解，感觉自己"不过是在重复"，或者觉得已经尽最大努力捕捉到当事人的体验，准备向前走了。在这种情况下，治疗师可能想要退回到他们更熟悉、自觉更擅长的回应方式，并尝试做一会儿这样的回应，这其实在一定程度上是为了提升自信心和掌控感。

发现你自己独特的训练过程

刻意练习的效果与受训者做刻意练习时的努力和拥有感直接相关。训练者可提供指引，但受训者需要逐渐了解他们自己独特的训练过程，这一点很重要。这会让他们成为自己训练的主人，为整个生涯的专业发展过程做好准备。以下是几名受训者在进行刻意练习时发现自己独特的训练过程的例子。

- 一名受训者发现，当一种练习活动有挑战性时，她非常善于坚持；同时，在练习一个新技术时，她需要比其他受训者演练更多才能感到自在。于是，这位受训者聚焦于发展对自己的进展步伐的耐心。

- 一名受训者发现他学习新技术相当快，几次重复就够了。然而，他也注意到他对情绪唤起的当事人陈述的反应，可能快速地、不可预见地从"适中的挑战"跳到"太难"类别。所以，他需要更认真地关注反应评估表上列出的反应。

- 一名受训者将自己描述为"完美主义的"，在她出现"太难"类别中的焦虑反应（比如恶心、解离）时，她会有强烈的冲动想要"强行通过"这个练习活动。结果她没能从练习中获益，还有灰心丧气的风险。于是，这名受训者聚焦于放慢脚步，发展对自身焦虑反应的自我同情，请训练伙伴将角色扮演的挑战性降低。

本书中的练习活动特地设计自我评估的原因之一，就是促进受训者自我发现的过程。我们鼓励受训者深刻反思他们使用练习活动的体验，从而对自己和自己个人的学习过程了解更多。

趣味性与休息

心理治疗是一项严肃的工作，常常涉及痛苦的感受。然而，做心理治疗可以是好玩的、有趣的（Scott Miller, personal communication, 2017）。受训者应该记住，刻意练习的一个主要目标是试验不同的治疗方法和风格。如果刻意练习时感到生搬硬套、乏味或例行公事，它很可能就无法提升受训者的技术了。在这种情况下，受训者应该尽力使之活跃而有生气。一种好的处理方式就是引入好玩、有趣的氛围。例如，受训者可以：

- 使用不同的语气、语速、身体姿势或其他语言。这可以扩展受训者的沟通范围；
- 练习时模拟眼盲（用一块布）或耳聋。这可以提升对其他感觉的敏感性；
- 站着练习或四处走走。这可以帮助受训者获得对治疗过程的新视角。

督导师也可以问受训者是否想在问题之间休息 5~10 分钟，尤其是受训者正在处理困难的情绪、感到压力很大的时候。

监测训练效果

尽管训练者会使用一个聚焦于胜任力的模型来评估受训者，我们还是鼓励受训者拥有他们自己的训练过程，亲自去寻找刻意练习的结果。受训者应该能在几次训练会谈中体验到刻意练习的效果。缺乏效果可能会让受训者灰心丧气，导致受训者无法在刻意练习中保持努力和专心。如果受训者没有看到效果，应该开放地与训练者讨论这个问题，尝试调整他们的刻意练习过程。效果可以包括当事人的效果、改善受训者作为治疗师的工作、他们的个人发展以及他们的整体训练。

当事人的效果

刻意练习最重要的效果是受训者的当事人效果改善，可以通过常规效果测量（Lambert，2010）、质性数据（McLeod，2017）以及与当事人的非正式讨论来评估。然而，受训者应注意，考虑到当事人变量对当事人的效果影响最大（Bohart & Wade，2013），由刻意练习带来的当事人效果改善有时可能很难达成。例如，无论受训者练习得多么有效，一位有严重且持久症状的当事人都可能不会对任何治疗有迅速反应。对于一些当事人而言，对自身症状更加耐心和自我同情可能就是进展的标志，而不是直接的症状减少。因此，我们建议受训者根据当事人的症状、历史和表现，保持对当事人改变的现实期待。非常重要的一点是，受训者切不可为了自己觉得在训练中有进步，而迫使当事人改善（Rousmaniere，2016）。

受训者作为治疗师的工作

刻意练习的一个重要效果是受训者与当事人的工作的改变。例如，测试场所的受训者报告说，感到与情绪唤起的当事人坐在一起时更自在了，在治疗中处理令人不适的话题更有自信了，对多种当事人的回应也更灵敏了。

受训者的个人发展

刻意练习的另一个重要效果是受训者的个人成长。例如，测试场所的受训者报告说，变得更能触碰自己的感受，自我同情提升，与多种当事人工作的动机更强。

受训者的训练过程

受训者的训练过程的改善是刻意练习另一个有价值的结果。比如，测试场所的受训者报告说，更能觉察自己的个人训练风格、偏好、优势和挑战。随着时间推移，受训者逐渐成长，对自己的训练过程更有拥有感。受训成为一名心理治疗师是一个复杂的过程，可能需要许多年。资深的专家治疗师表示，在研究生院毕业之后，他们在继续成长（Orlinsky & Ronnestad，2005）。而且，训练不是一个线性过程。回忆我本人（朗达·N.戈德曼）学习成为心理治疗师的个人经验，有时，在某位当事人有突破后，我觉得我有非常棒的进步，我跨过了一个坎儿，不会再停滞不前。没料到第二天，面对一个新当事人和一个新问题，我就感受到巨大的失望和挫败。请记住，放轻松，相信这个过程！

受训者 - 训练者同盟：监控对训练者的复杂反应

经历了艰难的刻意练习的受训者往往会报告对训练者的复杂感受。例如，一名受训者说："我知道这有帮助，但我并不期待继续！"另一名受训者则表示，训练者让她感到既感激又沮丧。我们建议受训者想一想他们在其他领域（比如田径或音乐）接受过的高强度训练。当一名教练敦促一名受训者达到其能力边缘时，受训者普遍对教练有复杂的反应。这不一定意味着训练者做错了什么。事实上，高强度训练不可避免地激起对训练者的诸多反应，比如沮丧、恼火或愤怒与感激共存。事实上，如果受训者没有体验到复杂的反应，反倒值得深思了——这个刻意练习是否有足够的挑战性。不过，我们之前提到的隐私权同样适用于此处。因为专业心理健康训练是有等级性和评价性的，训练者不应该要求（甚至不应该期待）受训者分享可能体验到的对他们的复杂反应。训练者应该对受训者的分享保持开放，但是选择权永远在受训者手中。

受训者的个人治疗

在参与刻意练习时，许多受训者发现，接受心理治疗有助于发现他们的内心世界。例如，一名受训者发现她的当事人激起了她自己关于虐待的痛苦记忆，另一名受训者发现自己在练习共情技术时会解离，还有一名受训者在自己经过几次重复还不能掌握技术时，就会体验到压倒性的羞耻感和自我评判。

尽管这些发现最初会令人不安，但最终都会是有益的，因为它们激发受训者去寻求自己的个人治疗。许多治疗师去接受个人治疗。事实上，约翰·C.诺克罗斯（John C. Norcross）和 J. D. 盖伊（J. D. Guy，2005）综述了 17 个研究，发现 8000 多名治疗师中大约有 75% 接受过个人治疗。D. E. 奥林斯基（D. E. Orlinsky）和 M. H. 罗内斯塔德（M. H. Ronnestad，2005）发现，90% 以上接受过个人治疗的治疗师报告说治疗是有帮助的。

对受训者的问题
1. 你在努力提升技术的同时，会对学习过程保持耐心和自我同情吗？你有平衡二者吗？
2. 你在关注从训练中涌现出来的任何羞耻感或自我评判吗？
3. 你在关注你的个人边界并尊重你对训练者的任何复杂感受吗？

参考文献

American Psychological Association. (2017a). *Ethical principles of psychologists and code of conduct* (2002, Amended June 1, 2010, and January 1, 2017). https:// www.apa.org/ ethics/code/

American Psychological Association. (2017b). *Multicultural guidelines: An ecological approach to context, identity, and intersectionality.* https://www.apa.org/about/ policy/ multicultural-guidelines.pdf

Anderson, T., Ogles, B. M., Patterson, C. L., Lambert, M. J., & Vermeersch, D. A. (2009). Thera- pist effects: Facilitative interpersonal skills as a predictor of therapist success. *Journal of Clinical Psychology, 65*(7), 755–768. https://doi. org/10.1002/jclp.20583

Angus, L. E., & Greenberg, L. S. (2011). *Working with narrative in emotion-focused therapy: Changing stories, healing lives.* American Psychological Association. https://doi.org/ 10.1037/12325–000

Angus, L., Watson, J. C., Elliott, R., Schneider, K., & Timulak, L. (2015). Humanistic psycho- therapy research 1990–2015: From methodological innovation to evidence-supported treat- ment outcomes and beyond. *Psychotherapy Research, 25*(3), 330–347. https://doi.org/ 10.1080/10503307.2014.989290

Bailey, R. J., & Ogles, B. M. (2019, August 1). Common factors as a therapeutic approach: What is required? *Practice Innovations, 4*(4), 241–254. https://doi. org/10.1037/pri0000100

Barlow, D. H. (2010). Negative effects from psychological treatments: A perspective. *American Psychologist, 65*(1), 13–20. https://doi.org/10.1037/a0015643

Barrett-Lennard, G. T. (1981). The empathy cycle: Refinement of a nuclear concept. *Journal of Counseling Psychology, 28*(2), 91–100. https://doi.org/10.1037/0022– 0167.28.2.91

Bennett-Levy, J. (2019). Why therapists should walk the talk: The theoretical and empirical case for personal practice in therapist training and professional development. *Journal of Behavior Therapy and Experimental Psychiatry*, *62*, 133–145. https://doi.org/10.1016/ j.jbtep.2018.08.004

Bennett-Levy, J., & Finlay-Jones, A. (2018). The role of personal practice in therapist skill development: A model to guide therapists, educators, supervisors and researchers. *Cognitive Behaviour Therapy*, *47*(3), 185–205. https://doi.org/10.1 080/16506073.2018.1434678

Bohart, A. C., & Greenberg, L. S. (Eds.). (1997). *Empathy reconsidered: New directions in psychotherapy*. American Psychological Association. https://doi. org/10.1037/10226–000

Bohart, A. C., & Wade, A. G. (2013). The client in psychotherapy. In M. J. Lambert (Ed.), *Bergin and Garfield's handbook of psychotherapy and behavior change* (5th ed., pp. 219–257). John Wiley & Sons.

Bugatti, M., & Boswell, J. F. (2016). Clinical errors as a lack of context responsiveness. *Psycho- therapy*, *53*(3), 262–267. https://doi.org/10.1037/pst0000080

Castonguay, L. G., Goldfried, M. R., Wiser, S., Raue, P. J., & Hayes, A. M. (1996). Predicting the effect of cognitive therapy for depression: A study of unique and common factors. *Journal of Consulting and Clinical Psychology*, *64*(3), 497–504. https://doi.org/10.1037/ 0022–006X.64.3.497

Coker, J. (1990). *How to practice jazz*. Jamey Aebersold.

Cook, R. (2005). *It's about that time: Miles Davis on and off record*. Atlantic Books.

Csikszentmihalyi, M. (1997). *Finding flow: The psychology of engagement with everyday life*.HarperCollins.

Davis, D. E., DeBlaere, C., Owen, J., Hook, J. N., Rivera, D. P., Choe, E., Van Tongeren, D. R., Worthington, E. L., & Placeres, V. (2018). The multicultural orientation framework: A narrative review. *Psychotherapy*, *55*(1), 89–100. https:// doi.org/10.1037/pst0000160

Dolhanty, J., & LaFrance, A. (2019). Emotion-focused family therapy. In L. S. Greenberg & R. N. Goldman (Eds.), *Clinical handbook of emotion-focused therapy* (pp. 403–424). American Psychological Association. https://doi. org/10.1037/0000112–018

Elliott, R. (2013). Person-centered/experiential psychotherapy for anxiety difficulties: Theory, research and practice. *Person-Centered & Experiential Psychotherapies*, *12*(1), 16–32. https://doi.org/10.1080/14779757.2013.767750

Elliott, R. (2018). *Resolving problematic reactions in emotion-focused therapy* [Video]. American Psychological Association.

Elliott, R., Greenberg, L. S., Watson, J., Timulak, L., & Freire, E. (2013). Research on humanistic- experiential psychotherapies. In M. J. Lambert (Ed.), *Bergin & Garfis handbook of psychotherapy and behavior change* (pp. 495–538). John Wiley &

Sons.

Elliott, R., Watson, J. C., Goldman, R. N., & Greenberg, L. S. (2004). *Learning emotion-focused therapy: The process-experiential approach to change.* American Psychological Associa- tion. https://doi.org/10.1037/10725–000

Ellis, M. V., Berger, L., Hanus, A. E., Ayala, E. E., Swords, B. A., & Siembor, M. (2014). Inadequate and harmful clinical supervision: Testing a revised framework and assessing occurrence. *The Counseling Psychologist, 42*(4), 434–472. https://doi.org/10.1177/0011000013508656

Ellison, J. A., Greenberg, L. S., Goldman, R. N., & Angus, L. (2009). Maintenance of gains following experiential therapies for depression. *Journal of Consulting and Clinical Psychology, 77*(1), 103–112. https://doi.org/10.1037/a0014653

Ericsson, K. A. (2003). Development of elite performance and deliberate practice: An update from the perspective of the expert performance approach. In J. L. Starkes & K. A. Ericsson (Eds.), *Expert performance in sports: Advances in research on sport expertise* (pp. 49–81). Human Kinetics.

Ericsson, K. A. (2004). Deliberate practice and the acquisition and maintenance in medicine and related domains: Invited address. *Academic Medicine, 79*(Suppl.), S70–S81. https:// doi.org/10.1097/00001888–200410001–00022

Ericsson, K. A. (2006). The influence of experience and deliberate practice on the develop- ment of superior expert performance. In K. A. Ericsson, N. Charness, P. J. Feltovich, & R. R. Hoffman (Eds.), *The Cambridge handbook of expertise and expert performance* (pp. 683–703). Cambridge University Press. https://doi.org/10.1017/CBO9780511816796.038

Ericsson, K. A., Hoffman, R. R., Kozbelt, A., & Williams, A. M. (Eds.). (2018). *The Cambridge handbook of expertise and expert performance* (2nd ed.). Cambridge University Press. https://doi.org/10.1017/9781316480748

Ericsson, K. A., Krampe, R. T., & Tesch-Römer, C. (1993). The role of deliberate practice in the acquisitionofexpertperformance. *Psychological Review, 100*(3), 363–406. https://doi.org/ 10.1037/0033–295X.100.3.363

Ericsson, K. A., & Pool, R. (2016). *Peak: Secrets from the new science of expertise.* Houghton Mifflin Harcourt.

Eubanks-Carter, C., Muran, J. C., & Safran, J. D. (2015). Alliance-focused training. *Psycho- therapy, 52*(2), 169–173. https://doi.org/10.1037/a0037596

Fouad, N. A., Hatcher, R. L., Hutchings, P. S., Collins, F. L., Grus, C. L., Kaslow, N. J., Madson,M. B., & Crossman, R. E. (2009). Competency benchmarks: A model for understanding and measuring competence in professional psychology across training levels. *Training and Education in Professional Psychology, 3*(Suppl. 4), S5–S26. https://doi.org/10.1037/ a0015832

Geller, S. M. (2015). *Presence in psychotherapy* [Video]. American Psychological Association. Geller, S. M. (2017). *A practical guide to cultivating therapeutic presence*. American Psycho-logical Association. https://doi.org/10.1037/0000025–000

Geller, S. M. (2019). Therapeutic presence: The foundation for effective emotion-focused therapy. In L. S. Greenberg & R. N. Goldman (Eds.), *Clinical handbook of emotion-focused therapy* (pp. 129–146). American Psychological Association. https://doi.org/10.1037/0000112–006

Geller, S. M., & Greenberg, L. S. (2012). *Therapeutic presence: A mindful approach to effective psychotherapy*. American Psychological Association. https://doi.org/10.1037/13485–000

Geller, S. M., & Porges, S. W. (2014). Therapeutic presence: Neurophysiological mechanisms mediating feeling safe in therapeutic relationships. *Journal of Psychotherapy Integra- tion, 24*(3), 178–192. https://doi.org/10.1037/a0037511

Gendlin, E. T. (1981). *Focusing*. Bantam.

Gendlin, E. T. (1996). *Focusing-oriented psychotherapy: A manual of the experiential method.*Guilford Press.

Gendlin, E. T., & Beebe, J. (1968). Experiential groups. In G. M. Gazda (Ed.), *Innovations to group psychotherapy* (pp. 190–206). Charles C. Thomas.

Goldberg, S. B., Babins-Wagner, R., Rousmaniere, T., Berzins, S., Hoyt, W. T., Whipple, J. L., Miller, S. D., & Wampold, B. E. (2016). Creating a climate for therapist improvement: A case study of an agency focused on outcomes and deliberate practice. *Psychotherapy, 53*, 367–375. https://doi.org/10.1037/pst0000060

Goldberg, S. B., Rousmaniere, T. G., Miller, S. D., Whipple, J., Nielsen, S. L., Hoyt, W., & Wampold, B. E. (2016). Do psychotherapists improve with time and experience? A longi- tudinal analysis of outcomes in a clinical setting. *Journal of Counseling Psychology, 63*(1), 1–11. https://doi.org/10.1037/cou0000131

Goldman, R. (1991). *The experiential therapy adherence measure* [Unpublished master's thesis]. York University, Toronto, Ontario, Canada.

Goldman, R. N. (2013). *Case formulation in emotion-focused therapy: Addressing unfinished business* [Video]. American Psychological Association.

Goldman, R. N. (2015). Emotion-focused therapy. In D. Cain, K. Keenan, & S. Rubin (Eds.), *Humanistic psychotherapies: Handbook of research and practice* (2nd ed., pp. 319–350). American Psychological Association.

Goldman, R. N. (2017). Case formulation in emotion-focused therapy. *Person-centered and experiential psychotherapies, 16*(2), 88–105. https://doi.org/10.1080/1477975 7.2017.1330705

Goldman, R. N. (Guest Expert). (2018). *Emotion-focused couple therapy.* [Film;

educational DVD]. American Psychological Association. https://www.apa.org/ pubs/videos/4310997. aspx

Goldman, R. N., & Greenberg, L. S. (2015). *Case formulation in emotion-focused therapy: Co-creating clinical maps for change.* American Psychological Association. https:// doi.org/10.1037/14523–000

Goldman, R. N., Greenberg, L., & Angus, L. (2006). The effects of adding specific emotion- focused interventions to the client-centered relationship conditions in the treatment of depression. *Psychotherapy Research, 16*(5), 537–549. https://doi. org/10.1080/ 10503300600589456

Goldman, R. N., Greenberg, L. S., & Pos, A. E. (2005). Depth of emotional experience and outcome. *Psychotherapy Research, 15*(3), 248–260. https://doi.org/10.1080/ 10503300512331385188

Goodyear, R. K. (2015). Using accountability mechanisms more intentionally: A framework and its implications for training professional psychologists. *American Psychologist, 70*(8), 736–743. https://doi.org/10.1037/a0039828

Goodyear, R. K., & Nelson, M. L. (1997). The major formats of psychotherapy supervision. In C. E. Watkins, Jr. (Ed.), *Handbook of psychotherapy supervision* (pp. 328–344). John Wiley & Sons.

Greenberg, L. S. (2007a). *Emotion-focused therapy for depression* [Video]. American Psycho- logical Association.

Greenberg, L. S. (2007b). *Emotion-focused therapy over time* [Video]. American Psycho- logical Association.

Greenberg, L. (2014). The therapeutic relationship in emotion-focused therapy. *Psycho-therapy, 51*(3), 350–357. https://doi.org/10.1037/a0037336

Greenberg, L. S. (2015). *Emotion-focused therapy: Coaching clients to work through their feelings.* American Psychological Association. https://doi. org/10.1037/14692–000

Greenberg, L. S., Auszra, L., & Hermann, I. R. (2007). The relationship among emotional productivity, emotional arousal and outcome in experiential therapy of depression. *Psychotherapy Research, 17*(4), 482–493. https://doi. org/10.1080/10503300600977800

Greenberg, L. S., & Goldman, R. N. (1988). Training in experiential therapy. *Journal of Consulting and Clinical Psychology, 56*(5), 696–702. https://doi. org/10.1037/0022–006X.56.5.696

Greenberg, L. S., & Goldman, R. N. (Eds.). (2019). *Clinical handbook of emotion-focused therapy.* American Psychological Association. https://doi. org/10.1037/0000112–000

Greenberg, L. S., & Paivio, S. (1997). *Working with emotions in psychotherapy.*

Guilford Press. Greenberg, L. S., Rice, L. R., & Elliott, R. (1993). *Facilitating emotional change.* Guilford Press. Greenberg, L. S., & Tomescu, L. R. (2017). *Supervision essentials for emotion-focused therapy.*American Psychological Association. https://doi.org/10.1037/15966–000

Greenberg, L. S., & Watson, J. (2006). *Emotion-focused therapy for depression.* Guilford Press. https://doi.org/10.1037/11286–000

Greenberg, L., Watson, J., & Lietaer, G. (Eds.). (1998). *Handbook of experiential psycho- therapy.* Guilford Press.

Haggerty, G., & Hilsenroth, M. J. (2011). The use of video in psychotherapy supervision. *British Journal of Psychotherapy*, *27*(2), 193–210. https://doi.org/10.1111/j.1752–0118.2011.01232.x

Hatcher, R. L. (2015). Interpersonal competencies: Responsiveness, technique, and train- ing in psychotherapy. *American Psychologist*, *70*(8), 747–757. https://doi.org/10.1037/ a0039803

Hayes, S. C., Follette, V. M., & Linehan, M. M. (Eds.). (2004). *Mindfulness and acceptance: Expanding the cognitive behavioral tradition.* Guilford Press.

Hembree, E. A., Rauch, S. A. M., & Foa, E. B. (2003). Beyond the manual: The insider's guide to prolonged exposure therapy for PTSD. *Cognitive and Behavioral Practice*, *10*(1), 22–30. https://doi.org/10.1016/S1077–7229(03)80005–6

Henry, W. P., Strupp, H. H., Butler, S. F., Schacht, T. E., & Binder, J. L. (1993). Effects of training in time-limited dynamic psychotherapy: Changes in therapist behavior. *Journal of Consulting and Clinical Psychology*, *61*, 434–440. https://doi.org/10.1037/0022–006X.61.3.434

Hermann, I. R., & Auszra, L. (2019). Facilitating optimal emotional processing. In L. S. Greenberg & R. N. Goldman (Eds.), *Clinical handbook of emotion-focused therapy* (pp. 193–216). American Psychological Association. https://doi.org/10.1037/0000112–009

Hill, C. E., Kivlighan III, D. M., Rousmaniere, T., Kivlighan Jr., D. M., Gerstenblith, J. A., & Hillman,J. W. (2020). Deliberate practice for the skill of immediacy: A multiple case study of doctoral student therapists and clients. *Psychotherapy*, *57*(4), 587–597. https://doi.org/ 10.1037/pst0000247

Hill, C. E., & Knox, S. (2013). Training and supervision in psychotherapy: Evidence for effective practice. In M. J. Lambert (Ed.), *Handbook of psychotherapy and behavior change* (6th ed., pp. 775–811). John Wiley & Sons.

Hook, J. N., Davis, D. D., Owen, J., & DeBlaere, C. (2017). *Cultural humility: Engaging diverse identities in therapy.* American Psychological Association. https://doi.org/10.1037/ 0000037–000 Ivey, A. (1971). *Microcounseling: Innovations in interviewing training*. Charles C. Thomas. Kaslow, N. J., Campbell, L. F., Hatcher, R. L., Grus, C. L., Fouad, N. A., & Rodolfa, E. R. (2009).Competency assessment toolkit for professional psychology. *Training and Education in Professional Psychology*, *3*(Suppl. 4), S27–S45. https://doi.org/10.1037/a0015833

Kendall, P. C., & Beidas, R. S. (2007). Smoothing the trail for dissemination of evidence-based practices for youth: Flexibility within fidelity. *Professional Psychology, Research and Practice*, *38*(1), 13–19. https://doi.org/10.1037/0735–7028.38.1.13

Kendall, P. C., & Frank, H. E. (2018). Implementing evidence-based treatment protocols: Flexibility within fi . *Clinical Psychology: Science and Practice*, *25*(4), e12271. https:// doi.org/10.1111/cpsp.12271

Koziol, L. F., & Budding, D. E. (2012). Procedural learning. In N. M. Seel (Ed.), *Encyclo- pedia of the sciences of learning* (pp. 2694–2696). Springer. https://doi. org/10.1007/ 978–1–4419–1428–6_670

Lambert, M. J. (2010). Yes, it is time for clinicians to monitor treatment outcome. In B. L. Duncan, S. C. Miller, B. E. Wampold, & M. A. Hubble (Eds.), *The heart and soul of change: Delivering what works in therapy* (2nd ed., pp. 239–266). American Psychological Associ- ation. https://doi.org/10.1037/12075–008

Levitt, H., Minami, T., Greenspan, S. B., Puckett, J. A., Henretty, J. R., Reich, C. M., & Berman,J. S. (2016). How therapist self-disclosure relates to alliance and outcomes: A naturalistic study. *Counselling Psychology Quarterly*, *29*(1), 7–28. https://doi.org/10.1080/09515070. 2015.1090396

Levitt, H. M., Whelton, W. J., & Iwakabe, S. (2019). Integrating feminist–multicultural perspec- tives into emotion-focused therapy. In L. S. Greenberg & R. N. Goldman (Eds.), *Clinical handbook of emotion-focused therapy* (pp. 425–444). American Psychological Associa- tion. https://doi.org/10.1037/0000112–019

Markman, K. D., & Tetlock, P. E. (2000). Accountability and close-call counterfactuals: The loser who nearly won and the winner who nearly lost. *Personality and Social Psychology Bulletin*, *26*(10), 1213–1224.

Martin, D. (2015). *Counseling skills and therapy* (2nd ed.). Brooks/Cole.

McGaghie, W. C., Issenberg, S. B., Barsuk, J. H., & Wayne, D. B. (2014). A critical review of simulation-based mastery learning with translational outcomes. *Medical Education*, *48*(4), 375–385. https://doi.org/10.1111/medu.12391

McLeod, J. (2017). Qualitative methods for routine outcome measurement. In T. G. Rous- maniere, R. Goodyear, D. D. Miller, & B. E. Wampold (Eds.), *The cycle of excellence: Using deliberate practice to improve supervision and training*. John Wiley & Sons. https://doi.org/10.1002/9781119165590.ch5

Muran, J. C., Safran, J. D., & Eubanks-Carter, C. (2010). Developing therapist abilities to nego- tiate alliance ruptures. In J. C. Muran & J. P. Barber (Eds.), *The therapeutic alliance: An evidence-based guide to practice* (pp. 320–340). Guilford Press.

Norcross, J. C., & Guy, J. D. (2005). The prevalence and parameters of personal therapy in the United States. In J. D. Geller, J. C. Norcross, & D. E. Orlinsky (Eds.), *The psychotherapist's own psychotherapy: Patient and clinician perspectives* (pp. 165–176). Oxford University Press.

Norcross, J. C., Lambert, M. J., & Wampold, B. E. (2019). *Psychotherapy relationships that work* (3rd ed.). Oxford University Press.

Orlinsky, D. E., & Ronnestad, M. H. (2005). *How psychotherapists develop*. American Psycho- logical Association.

Owen, J., & Hilsenroth, M. J. (2014). Treatment adherence: The importance of therapist flexi- bility in relation to therapy outcomes. *Journal of Counseling Psychology*, *61*(2), 280–288. https://doi.org/10.1037/a0035753

Paivio, S. C. (2014). *Emotion-focused therapy for trauma* [Video]. American Psychological Association.

Paivio, S. C., & Pascual-Leone, A. (2010). *Emotion-focused therapy for complex trauma.*American Psychological Association. https://doi.org/10.1037/12077–000

Pascual-Leone, A. (2009). Dynamic emotional processing in experiential therapy: Two steps forward, one step back. *Journal of Consulting and Clinical Psychology*, *77*(1), 113–126. https://doi.org/10.1037/a0014488

Pascual-Leone, A., & Greenberg, L. S. (2007). Emotional processing in experiential therapy: Why "the only way out is through." *Journal of Consulting and Clinical Psychology*, *75*(6), 875–887. https://doi.org/10.1037/0022–006X.75.6.875

Pascual-Leone, A., & Kramer, U. (2019). How clients "change emotion with emotion" sequences in emotional processing. In L. S. Greenberg & R. N. Goldman (Eds.), *Clinical handbook of emotion-focused therapy* (pp. 147–170). American Psychological Association. https://doi.org/10.1037/0000112–007

Rice, L. N. (1974). The evocative function of the therapist. In L. N. Rice & D. A. Wexler (Eds.),*Innovations in client-centered therapy* (pp. 289–311). John Wiley & Sons.

Rice, L. N., & Greenberg, L. S. (Eds.). (1984). *Patterns of emotional change*. Guilford Press. Rogers, C. R. (1951). *Client-centered therapy: Its current practice, implications and therapy.*Constable.

Rogers, C. R. (1957). The necessary and sufficient conditions of therapeutic personality change.*Journal of Consulting Psychology*, *21*(2), 95–103. https://doi.org/10.1037/ h0045357 Rogers, C. R. (1975). Empathic: An unappreciated way of being. *The Counseling Psychologist*,*5*(2), 2–10. https://doi.org/10.1177/001100007500500202

Rogers, C. R. (1981). *A way of being*. Houghton-Mifflin.

Rousmaniere, T. G. (2016). *Deliberate practice for psychotherapists: A guide to improving clinical effectiveness*. Routledge. https://doi.org/10.4324/9781315472256

Rousmaniere, T. G. (2019). *Mastering the inner skills of psychotherapy: A deliberate practice handbook*. Gold Lantern Press.

Rousmaniere, T. G., Goodyear, R., Miller, S. D., & Wampold, B. E. (Eds.). (2017). *The cycle of excellence: Using deliberate practice to improve supervision and training*. Wiley-Blackwell. https://doi.org/10.1002/9781119165590

Smith, S. M. (1979). Remembering in and out of context. *Journal of Experimental Psychology: Human Learning and Memory, 5*(5), 460–471.

Squire, L. R. (2004). Memory systems of the brain: A brief history and current perspec- tive. *Neurobiology of Learning and Memory, 82*(3), 171–177. https://doi.org/10.1016/ j.nlm.2004.06.005

Stiles, W. B., Honos-Webb, L., & Surko, M. (1998). Responsiveness in psychotherapy. *Clinical Psychology: Scienceand Practice, 5*(4), 439–458. https://doi.org/10.1111/ j.1468–2850.1998. tb00166.x

Stiles, W. B., & Horvath, A. O. (2017). Appropriate responsiveness as a contribution to therapist effects. In L. G. Castonguay & C. E. Hill (Eds.), *How and why are some therapists better than others? Understanding therapist effects* (pp. 71–84). American Psychological Association. https://doi.org/10.1037/0000034–005

Taylor, J. M., & Neimeyer, G. J. (2017). The ongoing evolution of continuing education: Past, present, and future. In T. G. Rousmaniere, R. Goodyear, S. D. Miller, & B. Wampold (Eds.), *The cycle of excellence: Using deliberate practice to improve supervision and training* (pp. 219–248). John Wiley & Sons.

Timulak, L. (2020). *Generating self-compassion in emotion-focused therapy* [Video].American Psychological Association.

Timulak, L., Iwakabe, S., & Elliott, R. (2019). Clinical implications of research in emotion- focused therapy. In L. S. Greenberg & R. N. Goldman (Eds.), *Clinical handbook of emotion-focused therapy* (pp. 93–110). American Psychological Association. https:// doi.org/10.1037/0000112–004

Timulak, L., & McElvaney, J. (2018). *Transforming generalized anxiety: An emotion-focused approach*. Routledge.

Tracey, T. J. G., Wampold, B. E., Goodyear, R. K., & Lichtenberg, J. W. (2015). Improving expertise in psychotherapy. *Psychotherapy Bulletin, 50*(1), 7–13.

Truax, C., & Carkhuff, R. R. (1967). *Toward effective counseling and psychotherapy: Training and practice*. Aldine.

Warwar, S., & Ellison, J. (2019). Emotion coaching in action: Experiential teaching, homework, and consolidating change. In L. S. Greenberg & R. N. Goldman

(Eds.), *Clinical handbook of emotion-focused therapy* (pp. 261–289). American Psychological Association. https:// doi.org/10.1037/0000112–012

Wass, R., & Golding, C. (2014). Sharpening a tool for teaching: The zone of proximal development. *Teaching in Higher Education, 19*(6), 671–684. https://doi.org/10.1080/ 13562517.2014.901958

Watson, J. C. (2013). *Emotion-focused therapy in practice: Working with grief and aban- donment* [Video]. American Psychological Association.

Watson, J. C. (2019). Role of the therapeutic relationship in emotion-focused therapy. In L. S. Greenberg & R. N. Goldman (Eds.), *Clinical handbook of emotion-focused therapy* (pp. 111–128). American Psychological Association. https:// doi.org/10.1037/0000112–005 Watson, J. C., Goldman, R. N., & Greenberg, L. S. (2007). *Case studies in emotion-focused treatment of depression.* American Psychological Association.

Watson, J. C., Goldman, R. N., & Vanaerschot, G. (1997). Empathic: A postmodern way of being? In L. S. Greenberg, J. C. Watson, & G. Lietaer (Eds.), *Handbook of experiential therapy* (pp. 61–81). Guilford Press.

Watson, J. C., Gordon, L. B., Stermac, L., Kalogerakos, F., & Steckley, P. (2003). Comparing the effectiveness of process-experiential with cognitive-behavioral psychotherapy in the treatment of depression. *Journal of Consulting and Clinical Psychology, 71*(4), 773–781. https://doi.org/10.1037/0022–006X.71.4.773

Watson, J. C., & Greenberg, L. S. (2000). Alliance ruptures and repairs in experiential therapy. *Journal of Clinical Psychology, 56*(2), 175–186. https://doi.org/10.1002/ (SICI)1097- 4679(200002)56:2{175::AID-JCLP4}3.0.CO;2–5

Watson, J. C., & Greenberg, L. S. (2017). *Emotion-focused therapy for generalized anxiety disorder.* American Psychological Association. https://doi.org/10.1037/0000018–000

Weiser Cornell, A. (2013). *Focusing in clinical practice: The essence of change.* W. W. Norton & Company.

Woldarsky Meneses, C., & McKinnon, J. M. (2019). Emotion-focused therapy for couples. In L. S. Greenberg & R. N. Goldman (Eds.), *Clinical handbook of emotion-focused therapy* (pp. 447–470). American Psychological Association. https://doi.org/10.1037/0000112–020

Zaretskii, V. K. (2009, November–December). The zone of proximal development: What Vygotsky did not have time to write. *Journal of Russian and East European Psychology, 47*(6), 70–93. https://doi.org/10.2753/RPO1061–0405470604

难度评估和调整

　　如果在既不太难也不太易的、适中的挑战水平进行刻意练习，这时能取得最佳效果。为确保受训者在正确的难度上练习，他们应该在每个水平的当事人陈述完成后（初阶、中阶、高阶），做一个难度评估和调整。可以使用如图 A–1 所示的指导和刻意练习反应评估表来做难度评估和调整。这些资料也可在 http://pubs.apa.org/books/supp/deliberatepractice 获得。**切勿跳过这个过程！**

如何评估难度

　　治疗师完成刻意练习反应评估表，如果他们：

- 对问题 1 或问题 2 的回答是反应评估表上的"太难"，按指导将练习活动变得更简单；
- 对问题 1 和问题 2 的回答是反应评估表上的"太容易"和"否"，前往下一难度的当事人陈述，或按说明书将练习活动变得更难；
- 对问题 1 和问题 2 的回答是"适中的挑战"和"否"，不要前往更难的当事人陈述，而是重复当前的难度。

问题 1：达到这个练习活动的技术标准的挑战性如何

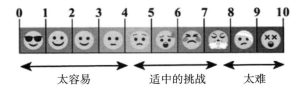

太容易　　　适中的挑战　　　太难

问题 2：你有任何"适中的挑战"或"太难"类别的反应吗（是 / 否）

适中的挑战			太难		
情绪和想法	身体反应	冲动	情绪和想法	身体反应	冲动
可控的羞耻感、自我评判、恼怒、生气、悲等	身体紧张、叹气、呼吸平缓、心率加速、温暖、口干	转移目光、退缩、改变焦点	严重的或压倒性的羞耻感、自我评判、暴怒、哀伤、内疚感等	偏头痛、头晕、思维混乱、腹泻、解离、麻痹、大脑一片空白、恶心等	停止、放弃

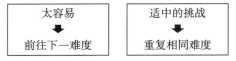

图 A-1　刻意练习反应评估

使当事人陈述更容易

如果治疗师对反应评估表上问题 1 或问题 2 的回答是"太难"，则使用更容易的当事人陈述（例如，"如果你在使用高阶当事人陈述，换为中阶的"）。但是，如果你已经在使用初阶当事人陈述了，使用下述方法使当事人陈述更容易：

- 扮演当事人者可使用同样的当事人陈述，但这一次用更柔和、更平静的声音，并且面带微笑，从而软化情绪基调；
- 当事人可即兴演出没那么强烈的情绪唤起或使治疗师更自在的话题，比如讨论不表达感受的话题、未来 – 过去（避免此时此地）或任何治疗外的话题（见图 A–2）；
- 治疗师可在不同问题之间短暂休息一下（5~10 分钟）；
- 训练者可通过讨论 EFT 或心理治疗理论和研究来延长"反馈期"，这应该会将受训者的关注点转向更分离的或理智的话题，以降低情绪强度。

使当事人陈述更难

如果治疗师对问题 1 和问题 2 的回答都属于反应评估表上的"太容易"，就可以前往更难的当事人陈述。如果你已经在使用高阶当事人陈述，那么当事人应该将练习活动变得更难，可使用下述指南：

- 扮演当事人者可用苦恼的声音或令人不快的面部表情重复高阶当事人陈述（如非常生气、悲伤、讽刺），从而加强情绪基调；
- 当事人可即兴演出新的当事人陈述，最好是情绪唤起更强烈的或使治疗师不舒服的，比如表达强烈的感受或讨论此时此地、治疗或治疗师（见图 A–2）。

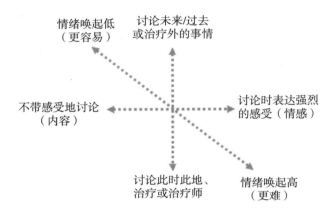

图 A–2　如何在角色扮演中使当事人陈述更容易或更难

注：贾森·惠普尔（Jason Whipple）博士作图。刻意练习会谈的目的不是完成所有当事人陈述和治疗师回应，而是尽可能多地花时间在恰当的难度下练习。这可能意味着，受训者会多次重复相同的陈述或回应，只要难度还在"适中的挑战"的水平，这就完全没关系。

区分不同的共情回应

　　有时，很难区分不同类型的共情回应。需要强调的是，本书中给出的示例是其特定类型的原型。一些治疗师的共情回应可能处于这些类型的中间地带。比如，共情唤起和共情探索之间可能有很大程度的重叠，这会很难区分。重要的是，需要记住，在每一个原型中，每个回应都有不同的主要意图。共情理解背后的主要意图是传达理解；共情肯定背后的意图是承认所表达的感觉或体验是可以被理解的，然后说"我和你在一起"或"让我们待在这里"；共情唤起背后的主要意图是深化并激活体验，治疗师使用隐喻、意象、戏剧性的言语或将其体验生动化来达成这一点；共情探索背后的主要意图是深化探索，使用发现导向的、探询的语气，通过朝向体验的边缘进行探索来实现的；共情猜测背后的主要意图也是深化探索，不过是通过"进入"当事人当前的体验、直觉预测或猜测尚未言说或尚未体验到的内容（也就是还没成为当事人关注的焦点的内容）来实现的。通常有一种在当前体验的"背后"或"下面"的感觉。然而，共情猜测不是解释，不是为了与过去的经验或原因建立联系，也不是指出动机或"原因"。

　　在此，我们采用两个当事人陈述，每个陈述都有五个不同的治疗师回应，以帮助大家区分不同类型的共情回应。这五个回应分别是针对同一当事人陈述的五个原型示例。请注意，并不是每种当事人陈述后面都可以对五种共情有所回应，因为治疗师做什么类型的回应，往往取决于当事人陈述的类型。也就是说，它取决于当事人的回应本身，治疗师据此给出当下最恰当的回应。

当事人陈述 1

[担忧] 我好担心，下个月没钱用了！我该怎么办？压力太大了！

共情回应示例

- **共情理解**：好像你感到非常害怕、非常迷茫，不知道该往哪里走。
- **共情肯定**：是的，你感到害怕，这可以理解。你还有一种可怕的无力感。
- **共情唤起**：就像一个黑影笼罩着你，不管你往哪走，前面都是一堵墙。
- **共情探索**：所以，一方面，你很担心；但另一方面，你感觉被困住了……好像在你试着采取行动，去找工作时，一种沮丧的感觉一直阻拦着你。
- **共情猜测**：你觉得压力太大了，被困住了，好像"我没有能力采取行动，我就是不行"，还有慢慢袭来的恐惧，似乎在说"我好不了了"……

当事人陈述 2

[**担忧（眼眶湿润）**] 我想对朋友们好一点。但是，每当我觉得跟谁更亲近的时候，我就会开始想，最终我还是会让他们失望。

共情回应示例

- **共情理解**：好像很难在感到亲近的同时不觉得害怕，不害怕让他们失望。
- **共情肯定**：嗯，可以理解，因为你受到过伤害。"我最终还是会让他们失望"，这种感觉好强烈，让你流泪。
- **共情唤起**：每当你靠近别人时，好像就会有一种恐惧冲击着你，说"会的，我肯定会犯错，肯定会让他们失望"。
- **共情探索**：不知道为什么，有一种痛苦的感觉。我不知道。"别离我太近，我会让你失望的，我一定会让你失望的"。
- **共情猜测**：不知道怎么回事，到头来，你总会让他们失望。这种感觉很痛苦，我不知道，好像是说："我还不够好，一旦他们发现了，他们就会证实，我确实不够好……这中间好像缺点什么。"

嵌入刻意练习的情绪聚焦疗法教学大纲示例

本附录提供了一个为期一个学期、含有三个单元的 EFT 课程安排示例。该课程适用于各种受训水平的研究生（硕士生和博士生），包括尚未与当事人工作过的一年级学生。我们提供的这个范例可以根据特定需要用于特定项目。例如，指导者可以使用其中的一部分用于其他课程、实践课、校外实习和全职实习的培训、工作坊、治疗师的继续教育。

情绪聚焦治疗：理论与刻意练习

课程描述

本课程教授 EFT 个体治疗的理论、原则与核心技能。作为一门兼具教学和实践的课程，我们将关注情绪的理论和研究、心理治疗改变过程与 EFT 的应用，并采用刻意练习帮助学生掌握 EFT 的 12 项关键技术。

课程目标

完成本课程的学生将能够做到：

- 描述 EFT 的核心理论、研究和技术；
- 将刻意练习的原则应用于整个职业生涯的临床技能发展；
- 展现出 EFT 的关键技术；
- 评估他们如何将 EFT 技能融入其发展中的治疗框架；
- 使用 EFT 与不同文化背景的当事人工作；
- 因为在课程中提升了对情绪的自我觉察和体验知识，所以在与当事人工作时，情绪平稳可及；
- 将 EFT 作为一种循证实践方法进行介绍；
- 展现出情绪的脆弱性 / 开放性与恰当的个人界限之间的有效平衡。

日期	讲座与讨论	练习	相关阅读材料和视频
第 1 周	EFT 导论 EFT 理论概述 EFT 的历史 EFT 的 实 践 理论 刻 意 练 习 的 原则	视频演示	Greenberg and Goldman（2019），Clinical Handbook of Emotion-Focused Therapy，Chapters 1 and 2 Goldman（2015） Chapter 1 Videos: Intro to EFT: Greenberg（2007a），Emotion-Focused Therapy for Depression Intro to deliberate practice: https://www.dpfortherapists.com

日期	讲座与讨论	练习	相关阅读材料和视频
第 2 周	EFT 的实证支持：过程和效果研究 情绪改变的原则 EFT 的个案概念化 治疗师的自我觉察、治疗性在场和相关研究	视频演示练习 1 "治疗师的自我觉察"	Greenberg and Goldman（2019），Clinical Handbook of Emotion-Focused Therapy, Chapters 3，4，and 6 Goldman et al.（2006） Ellison et al.（2009） Watson et al.（2003） Goldman and Greenberg（2015），Case Formulation in Emotion-Focused Therapy Goldman（2017） Exercise 1 Video: Goldman（2013），Case Formulation in Emotion-Focused Therapy
第 3 周	EFT 中的治疗关系 每时每刻对情感的共情同频及相关研究	练习 2 "共情理解"	Greenberg and Goldman（2019），Clinical Handbook of Emotion-Focused Therapy，Chapters 5 and 6 Rogers（1957，1975） Greenberg（2014） Martin（2015） Exercise 2 Video: Geller（2015），Presence in Psychotherapy

日期	讲座与讨论	练习	相关阅读材料和视频
第 4 周	对情感的共情同频 为什么要关注情绪以及倾听什么内容（即，原生情绪、次生情绪；适应性情绪、非适应性情绪） 共情肯定 / 承认及相关研究	练习 3：共情肯定与承认	Greenberg and Goldman（2019），Clinical Handbook of Emotion-Focused Therapy，Chapters 7–9 Watson et al.（1997） Rogers（1957，1975） Martin（2015） Pascual-Leone（2009），Pascual-Leone and Greenberg（2007） Exercise 3
第 5 周	探索式提问：如何以及何时在 EFT 中使用提问	练习 4 "探索式提问"	Elliott et al.（2004），Chapter 5 Exercise 4 Video: Watson（2013）
第 6 周	EFT 中的"热点教学"：体验式教学、情绪教练以及用家庭作业巩固改变 提供治疗原理	练习 5 "提供情绪聚焦疗法的原理"	Greenberg and Goldman（2019），Clinical Handbook of Emotion-Focused Therapy，Chapter 12 Greenberg（2015） Exercise 5

日期	讲座与讨论	练习	相关阅读材料和视频
第 7 周	使用共情探索来探索并深化情绪	练习 6 "共情探索"	Elliott et al.（2004），Chapter 6 Watson et al.（1997） Exercise 6
第 8 周	使用共情唤起来深化情绪；相关研究	练习 7 "共情唤起"	Greenberg and Goldman（2019），Clinical Handbook of Emotion-Focused Therapy, Chapter 5 Elliott et al.（2004），Chapter 5 Rice（1974） Martin（2015） Exercise 7
第 9 周	共情猜测及相关研究 区分各种共情回应	练习 8 "共情猜测"	Exercise 8 Elliott et al.（2004），Chapter 5 Refer to Appendix B
第 10 周	治疗师的自我觉察 关于治疗性在场的更多内容及相关研究 将女权主义多元文化视角融入 EFT	练习 9 "在强烈情绪情感下保持联结"	Greenberg and Goldman（2019），Clinical Handbook of Emotion-Focused Therapy, Chapters 6 and 19 Geller and Greenberg（2012） Geller（2017） Exercise 9

日期	讲座与讨论	练习	相关阅读材料和视频
第 11 周	EFT 中的自我表露	练习 10 "自我表露"	Levitt et al.（2016） Elliott et al.（2004），Chapter 5 Exercise 10
第 12 周	标记识别与设置椅子工作 自我批评的分裂 自我打断的分裂 未尽事宜的空椅	练习 11 "标记识别与设置椅子工作"	Elliott et al.（2004），Chapters 6，11，and 12 Exercise 11 Video: Greenberg（2007b），Emotion-Focused Therapy Over Time
第 13 周	同盟破裂与修复及相关研究 治疗同盟与治疗效果 EFT 中同盟破裂的理论与研究	练习 12 "指出破裂与促进修复"	Greenberg and Goldman（2019），Clinical Handbook of Emotion-Focused Therapy，Chapter 5 Exercise 12 Greenberg（2014） Watson and Greenberg（2000）
第 14 周	整合：自我评估、技能训练与反馈	练习 13 "带注解的练习会谈逐字稿"	Exercises 13 and 14

日期	讲座与讨论	练习	相关阅读材料和视频
第 15 周	更多的 EFT 任务，包括体验性聚焦、针对问题反应点的系统性唤起展开、自我安抚、羞耻和脆弱 EFT 的应用 伴侣 EFT 治疗特定心理障碍：抑郁、焦虑、创伤、进食障碍 学期末反馈	讲座、视频演示和讨论[①]	Greenberg and Goldman（2019），Clinical Handbook of Emotion-Focused Therapy，Chapters 10，13–16，19，and 20 Videos: Goldman（2018），Emotion-Focused Therapy for Couples Paivio（2014），Emotion-Focused Therapy for Trauma Elliott（2018），Resolving Problematic Reactions in Emotion-Focused Therapy Timulak（2020），Facilitating Self-Soothing

注：每个主题都给出了相关阅读或视频材料。

课堂形式

课程分为学习 EFT 的理论学习、观摩演示视频和练习技术。

[①] 鉴于最后一节课的材料数量众多，教授可以选择在课程的早期阶段涵盖其中的一些材料，或者将其纳入高阶课程。此处列出的材料涵盖了一个完整的 EFT 课程。

技术实验室：旨在使用本书中的练习活动来练习 EFT 技术。这些练习活动使用了模拟治疗（角色扮演），具有以下目标：

- 培养受训者在面对真实当事人时进行 EFT 的技术的信心；
- 提供一个安全的环境，可以试验不同的干预而不必担心犯错；
- 提供大量的机会探索并"尝试"不同的治疗风格，让受训者能够最终发展出自己个人的、独特的治疗风格。

会谈练习：在学期的最后（第 14 周），受训者将使用练习 13 里的脚本，进行会谈练习，或"当事人"使用练习 14 里面的当事人设定，或者自己扮演当事人，来进行模拟会谈。与前面高度结构化和重复性的练习活动相比，这些练习是非结构化的、即兴的角色扮演会谈。像爵士乐演练一样，模拟会谈让受训者以一种艺术与科学同在的方式将心理治疗技术结合在一起，来帮助当事人。模拟会谈将使得受训者：

- 练习灵敏地使用心理治疗技术；
- 在非脚本环境中尝试临床决策；
- 发展个人独特的治疗风格；
- 建立与真实当事人工作的耐力。

EFT 技术练习

每周，受训者与指定的练习伙伴一起进行阅读和技术练习。受训者须重复本周"技术实验室"中的练习活动。因为教授不在场，所以受训者要进行自我评估。

作业

受训者要写两篇论文：一篇在期中提交，一篇在期末提交。可参考的主题如下。

- 要求学生在课外进行 30~45 分钟的练习会谈。受训者应对会谈进行录像。受训者应尽可能地做到在场，与"当事人"共情同频，并自由使用他们认为合适的技术来回应"当事人"。受训者可以选择整理出练习的逐字稿。受训者将会被要求回顾会谈，分析他们应用了哪些 EFT 的理论和技术。受训者应明确地识别出他们使用了那些 EFT 的刻意练习技术以及为何使用。受训者还可以讨论他们在使用技术或促进该过程中遇到的任何困难。教授可以决定是看录像还是逐字稿。
- 探索 EFT 理论、研究或技术的一个方面。利用一段受训者与真实当事人工作的逐字稿，从 EFT 的角度进行讨论，同时分析并讨论所使用的刻意练习技术。
- 写一篇讨论技术练习会谈的反思论文。

脆弱、隐私、保密与边界

本课程的目标是在体验式治疗的框架内培养临床上的治疗技术、自我觉察和互动技巧。使用 EFT 需要在情绪脆弱性和开放性与保持恰当的个人边界之间做好平衡。作为学习 EFT 的一部分，我们将一起探索并练习这种平衡。

本课程不是心理治疗，也不能替代心理治疗。受训者在互动当中的自我表露水平应当处于其个人感到舒适的范围，且有助于自己的学习。尽管能够意识到自己内心的情绪和心理过程是治疗师的发展中的必要一环，但这并不表示受训者需要向训练者透露所有信息。让受训者感到安全，隐私受到保护，这很重要。训练者不会对受训者在课堂上表露的内容进行评价。

多元文化取向

本课程在多元文化背景下教授。多元文化的定义是，当事人与治疗师的世界观、价值观和信念相互作用、相互影响的方式，共同创造一种具有疗愈精神的关系体验（Davis et al.，2018，p. 3）。多元文化胜任力包含在认证要求和美国心理学会（2017b）的《多元文化指南：一种情景、身份和交叉的生态学方法》（*Multicultural Guidelines: An Ecological Approach to Context,Identity,and Intersectionality*）中。其中包括了多元文化的意识、知识和技能。在课程中，我们鼓励学生反思自己的文化身份认同，并提高他们与当事人的文化身份认同相协调的能力（Hook et al.，2017）。关于在 EFT 中整合女权主义多元文化视角的进一步探索，请参阅《情绪聚焦治疗临床手册》（*Clinical Handbook of Emotion-Focused Therapy*）的第 19 章（Levitt et al.，2019）。这个话题将在第 11 周讨论。

保密

由于课程的性质，在很多时候，个人生活（如自己、朋友、家人）的经历可能会被带进课堂。虽然并不要求分享个人经历，但有人可能会想要这么做。而且，当事人展现的内容往往是敏感的话题，也要求我们进行伦理方面的思考。为了创造一个尊重当事人和治疗师个人信息和多样性的安全的学习环境，并在课堂上促进开放和深入的对话，班级成员必须同意在课堂内外都严格保密。

披露个人信息

根据美国心理学会的《心理学工作者的伦理原则和行为准则》（ *Ethical Principles of Psychologists and Code of Conduct* ），学生不需要披露个人信息。但是，为了练习效果最大化，我们建议学生在其舒适范围内表露个人信息。因为这门课旨在培养受训者的人际胜任力和 EFT 胜任力，受训者在选择自我表露时应注意以下要点。

- 专业活动受个人经历、信念和价值观的影响，而这些对学生的专业功能也有影响。
- 行为受个人经历、信念和价值观的影响，为了促进工作环境中的专业胜任力的成长，我们可能会鼓励受训者对此进行反思。
- 受训者自行选择表露多少、什么时候表露以及表露什么内容，受训者不会因为不表露个人信息而受到处罚。本课程不是心理治疗。
- 学习团体也是一个团体，就像其他团体一样，学习环境也很容易受到团体动力的影响。因此，可能会要求受训者分享他们对课堂环境的观察和体验，其唯一目标是营造一个更具包容性和富有成效的学习环境。

评估

自我评估：在学期末（第 14 周），受训者将进行自我评价。这有助于受训者追踪他们的学习进度并明确需要进一步发展的地方。本书的第 17 章的"对受训者的指引"中强调了自我评估的潜在重点。

评分标准

受训者有责任保持以下方面的表现水平和质量：

- 阅读和课堂讨论；
- 技术实验室（练习活动和练习会谈）；
- 作业。

采用本教学大纲的指导者可以自由决定如何评估每一项内容及其权重。

译者后记

林秀彬

很多刚开始进入助人行业的受训者，总有这样一些困扰："我到底做得怎么样？""我做得好吗？""这句话这么说对吗？"我也不例外，我就曾经丧心病狂地逼问自己的老师、督导师甚至同学和当事人，最终却得到了一大堆互相矛盾又模棱两可的答案，比如"不错啊""再积累点经验""没什么大毛病"……这些完全无法解释也很难解读的答案实在是不能令人满意，我不得不去寻找其他的评价方式。既然直接问结果不靠谱，那么总可以找到一些"好"咨询师/治疗师的标准，或者"好"的咨询是什么样子的标准吧？因此，我又书山文海地寻找资料，看看是不是已经有人总结了一个"好"咨询应该具备什么样的要素、应该有什么样的表现才能被称为"优秀"。结果令人异常沮丧，因为除了一些定性的模糊描述（比如，很好地共情、关注当事人、与当事人建立很好的同盟）以外，再没有什么（哪怕是只言片语）能够告诉我具备什么样的表现才算是优秀的咨询师/治疗师。不过，让人欣慰的是，整个学科以及大多数受训者和学生也都跟我一样一脸迷茫，这个问题也就逐渐被遗忘在记忆深处了。

然而，遗忘并不能解决问题，风水轮流转，我曾经不管不顾、丧心病狂的提问最终落回了自己头上。在我开始做督导以后，我的受督导者也会提出同样的问题："老师，我做得到底怎么样？"当然，不是每个受督导者都这么奔放地扑面而来，很多时候他们更加小心，也更加试探性地伸出一点点小触角，拐弯抹角地探一探自己的督导师到底怎么评价自己的工作，也试着找到自己在群体的位置。当看到这些试探的小触角的时候，我经常都是满怀愧疚地视而不见。并非我不想给出一个明确的答案，而是这个问题我也没有答案——我手里缺乏一个给出答案的重要工具。就像是有人问时间，我没戴表；问长度，我没有尺子；问重量，我没有秤。

这真是一种令人窒息的经验，幸运的是，不久之后，我就有机会学习了一些关于"基于胜任力"的督导模式。所谓基于胜任力的督导模式，本质就是给督导师配了一套测量维度体系，还有一些不怎么确切的测量工具。督导师需要使用全部的胜任力测量工具，每个工具都可以从一个维度评价受督导者在特定方面是否达标。全都达标了，这个受训者就胜任咨询师/治疗师的工作了，也就可以放出去做咨询了。至于这一套测量工具里面到底包含什么，也完全可以根据不同的工作场景、工作对象以及工作方法分别定制，比如与儿童及青少年工作的胜任力、使用 CBT 技术工作的胜任力。

胜任力提供了一套评价咨询师/治疗师的工具，这套工具结构完整且明确，但并不算精确。例如，评价干预性知识的行为锚指标之一就是"表现出实施策略的足够的专业技能"。对照这样的描述进行评价，显然是非常不精确的。更要命的是，这种标准仍然无法回答"我的受督导者到底表现如何"这个问题。比如，我该如何评价一个受督导者是否有足够的专业技能来共情当事人？

另一个麻烦就是，我经常和自己的受督导者陷入下面这种挣扎：

　　我教他们，遇到当事人这样的情况，就说"马冬梅"。他们去见了当事人，录音里面我听到他们说："马什么梅？"

　　回到督导中，我再提醒，要说"马冬梅"。

　　他们见到当事人："什么冬梅？"

　　回到督导中，我抓狂："我们上次不是说好了，要说'马冬梅'"。

　　他们答应得好好的，等我去听他们录音的时候，我听到"马腊梅"。

　　当我说"错了"，是"马冬梅"时，他们指着自己的"马腊梅"的音频对我说："我说了呀，'马腊梅'"。

　　…………

　　这种戏码经常上演。我通常是自信满满地教了一个小时，以为自己已经彻底改变了受督导者的技能观念，而在下次的会谈录音里面连个水漂的回响都没有。当我怒发冲冠地指责为什么受督导者不听话的时候，他们却一脸茫然："不是不听，只是还没学会。"

　　在东方明见的工作也经常让我看到类似的情况。学员们兴致勃勃地跑来参加一个个的新技术、新流派的工作坊，但是等到督导阶段时，好像前面的理论课全都白学了，又回到了自己最熟悉的模式中。新的技术似乎没能泛起哪怕一丝涟漪，就被卷入了"习惯"的泥石流里面，顺着时间的小山峰，滑入了无穷无尽的日常工作中。当咨询师/治疗师体验到新技术还是对当事人的帮助有限时，就继续参加下一个新技术、新流派的工作坊，如此循环往复就如西西弗斯一般周而复始、无穷无尽。

　　本来，我以为可能这就是我们这些跟"个体独特性"打交道的专业人员的宿命——总要面对彻底的不确定性，掌握某些技能只能靠

"悟性"、只能靠"慧根"，被高人点拨一下之后也就只能等待。至于花到底能不能开，只能看命运的齿轮如何旋转了。幸运的是，没过多久，一个新世界的大门就向我敞开了，这是一个有可能打破宿命循环的新世界。

2017 年，我作为一名国际会议的现场翻译，有幸参加了一个有关刻意练习实务的工作坊，并翻译了一个非常有趣的主旨报告。主讲人是美国南加州雷德兰兹大学的荣休教授、著名的临床督导研究者与训练专家罗德·古德伊尔（Rod Goodyear）教授，他报告的主题是《心理咨询师的刻意练习如何提高临床表现》。简单说，就是咨询师/治疗师可以通过刻意练习的方式来有效稳固地提升特定技能上的表现。这里所谓的提升，不再是模模糊糊的印象或者模棱两可的描述，而是基于一个相对清晰的技能标准，使用技能标准作为尺子来反复评估受训者的表现。接着，继续通过反复练习，把技能表现练习到相对准确的状态，然后再通过反复的独自练习，把这种反应固定下来。这种肌肉记忆般的训练方式使得原本模糊且极端不确定的专业训练变得清晰可操作，还可以进行评价。

后来我再次有幸围观过本丛书的主编之一托尼·罗斯莫尼尔使用刻意练习技术的督导，看到了在有一个清晰的目标下、有反馈的训练中，受训者能够以一种肉眼可见的速度，快速习得一个本来稍微有点困难的新技能。后来我有机会同托尼·罗斯莫尼尔的合作者亚历山大·瓦斯和伊丽莎白·罗森（Elisabet Rosen）学习如何在督导中使用刻意练习，了解到了刻意练习的过程是什么样的，以及如何在督导中使用刻意练习技术提升受督导者的表现。接下来就只剩下两个问题需要解决：一个是技能标准从哪里来，另一个是应该选取什么技能进行练习。

本套书系恰好就解决了这两个问题。不同流派取向重视不同的技术，很难有一个大一统的训练方案。这套书干脆请各个流派的顶级专家为学习者把各自流派刻意练习的训练清单给列了出来。不仅如此，列好了技术以后还把相应的技能标准也制作出来了。有了练习的技术，又有了测量工具，接下来就可以交给学习者反复练习了。这套书更贴心的地方是，就连练习的材料都已经写在书中了。本书给出了大量的当事人陈述，为咨询师 / 治疗师提供了训练特定技术的情景；同时，还给出了著名咨询师 / 治疗师撰写的"参考答案"，让读者有机会看到顶级咨询师 / 治疗师的亲身示范。如果你是一位心理咨询的学习者或者是训练者，如果正在计划学习 EFT 技术，哪怕只是单纯打算学一下如何恰如其分地共情，这本书绝对是一个不可错过的存在。

本书最大的特色是提供了大量的专门练习的指导以及相应训练材料。这些材料以逐字稿和示例回应的形式提供给读者，供读者练习。不过这一部分也给本书的翻译工作带来了巨大的挑战。因为逐字稿是从口语化的语言转化过来，而翻译口语时，如果对原文忠实度比较高，那么势必会带来"翻译腔"的问题，使得这些练习不接地气或者不可用。因此，三位译者在反复地推敲原文含义及其情绪体验的基础上，对练习材料进行了调整，使之尽可能符合中文口语的表达习惯，方便读者练习。但是，因为译者的知识背景、表达习惯以及方言习惯的原因，我们翻译的这些表述不太可能与读者的表达习惯完全相符。因此，还需要读者根据自己的情况酌情调整这些陈述和回应的逐字稿，加入一些即兴成分，使之更加自然。

最后要说的是一些关于刻意练习及其必要性的话题。"刻意练习"这个概念经常会给人尤其是初学者留下一些负面的印象。心理咨询的初学者经常会陷入一种"我需要做自己""我需要准确地使用技术"的矛盾情感。毕竟，选择做专业助人者的学生都希望能够按照自己内心的善意指引来帮助别人，刻意练习好像是让他们"不再做自己"，通过一项刻板的练习使其变成了"助人的工具"。

事实并非如此。刻意练习其实是把本来不属于受训者的技能，通过反复尝试变成肌肉记忆，最终变成受训者自己的技能。这套书系的两位主编托尼·罗斯莫尼尔和亚历山大·瓦斯都很喜欢使用音乐或者运动的比喻来解释为什么我们的训练需要刻意练习。简言之，音乐和运动需要训练肌肉记忆，让我们在处理更复杂的情况时，那些基本动作都是标准的、不走样的。例如，只有羽毛球拍持握、挥拍练习得足够充分，练习者才会有良好的持握、挥拍习惯。那么不管在比赛中遇到多么复杂的情况，我们都不需要花费额外的时间思考要怎么持握、怎么挥拍，只要依靠肌肉记忆就行。事实上，华为公司的所谓"变革三部曲"也在描述相似的道理，即"先僵化，后优化，再固化"。

咨询师／治疗师的语言也是一样，通过足够的训练，让咨询师／治疗师想要使用某种技术的想法直接触发特定的回应，这样咨询师／治疗师就可以在咨询会谈的每一个当下，仅仅考虑当事人的情况以及自己接下来的策略，而不需要花费额外的时间思考自己的技术使用的问题。更有甚者，通过刻意练习，我们可以通过反复尝试，脱敏自己原本不舒服、不擅长、不喜欢的表达，让我们更少地被反移情／反应性困住，在当事人面前更自由地使用咨询技术，也更自由地表达自己的想法。从某种意义上说，刻意练习能够真正给咨询师／治疗师"自由"。而且，刻意练习也并非只适用于初学者，在特定技术上的刻意练习同样能够帮助很有经验的咨询师／治疗师扩大自己的技能库，提升助人表现。

说了这么多，想必各位读者已经迫不及待地想看看这本书的刻意练习了。希望各位享受这本书，享受刻意练习（虽然过程可能没那么享受）。

北京阅想时代文化发展有限责任公司为中国人民大学出版社有限公司下属的商业新知事业部，致力于经管类优秀出版物（外版书为主）的策划及出版，主要涉及经济管理、金融、投资理财、心理学、成功励志、生活等出版领域，下设"阅想·商业""阅想·财富""阅想·新知""阅想·心理""阅想·生活"以及"阅想·人文"等多条产品线，致力于为国内商业人士提供涵盖先进、前沿的管理理念和思想的专业类图书和趋势类图书，同时也为满足商业人士的内心诉求，打造一系列提倡心理和生活健康的心理学图书和生活管理类图书。

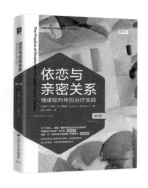

《依恋与亲密关系：情绪取向伴侣治疗实践（第3版）》

- EFT创始人、美国"婚姻与家庭治疗杰出成就奖""家庭治疗研究奖"获得者扛鼎之作，作者嫡传唯一华裔弟子刘婷博士倾心翻译。
- 本书是经过重大修订与扩展的第3版，突显了自第2版以来以实证研究为基础的许多重大进展。

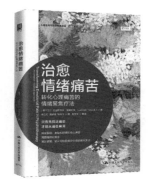

《治愈情绪痛苦：转化心理痛苦的情绪聚焦疗法》

- 第二代EFT专家提姆拉克详解情绪转化模型。
- 深入了解情绪痛苦形成的根源和机制，最终通过慈悲和保护性愤怒转化不良情绪。